Museum Schloss Moyland

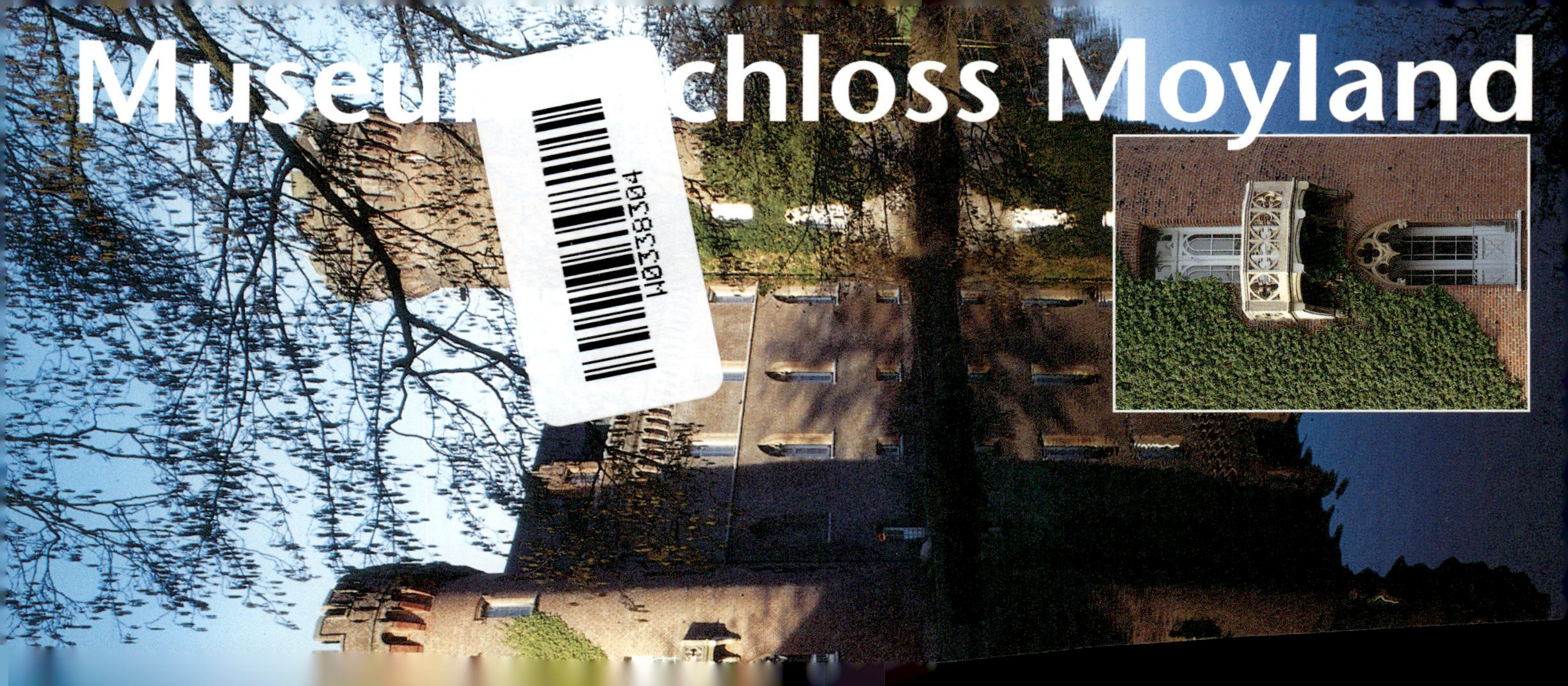

Das Land Nordrhein-Westfalen legte mit seinem großen finanziellen Engagement die Basis für die Realisierung des Projektes "Museum Schloß Moyland". So wurde am 11. Juli 1990 die Stiftung Museum Schloß Moyland gegründet mit der Zielsetzung, das denkmalgeschützte Schloß Moyland zu erhalten und es in neuer Nutzung als Museum für moderne Kunst mit der Sammlung van der Grinten der Öffentlichkeit zugänglich zu machen.

Stiftung
Museum Schloß Moyland
Sammlung van der Grinten
Joseph Beuys Archiv
des Landes Nordrhein-Westfalen

Die Stiftung umfaßt drei große Bereiche:

- das im neugotischen Stil ab 1854 umgebaute **Schloß Moyland**, das von der Familie von Steengracht in die Stiftung eingebracht wurde.
- die **Kunstsammlung van der Grinten**, die von den Brüdern Hans und Franz Joseph van der Grinten gemeinsam mit ihren Familien seit über 50 Jahren als Privatsammlung aufgebaut wurde und als öffentliche Sammlung kontinuierlich erweitert wird. Sie beinhaltet bedeutende Kunstwerke des 19. und insbesondere des 20. Jahrhunderts. Eine repräsentative Auswahl ist in den Raumfolgen der fünf Etagen des Schlosses zu sehen.
- das **Joseph Beuys Archiv**, zugleich An-Institut der Kunstakademie Düsseldorf, hat sich bereits als internationale Forschungseinrichtung zu Leben, Werk und Wirken von Joseph Beuys etabliert.

Dieses von der Sammelleidenschaft der Brüder van der Grinten geprägte Museum, die ihm angegliederte Forschungsstätte zu Person und Werk von Joseph Beuys sowie kontinuierliche Wechselausstellungen und Kulturveranstaltungen bilden gemeinsam mit der einzigartigen Schloß- und Gartenanlage einen kulturellen Mittelpunkt von regionaler Bedeutung und internationaler Ausstrahlung.

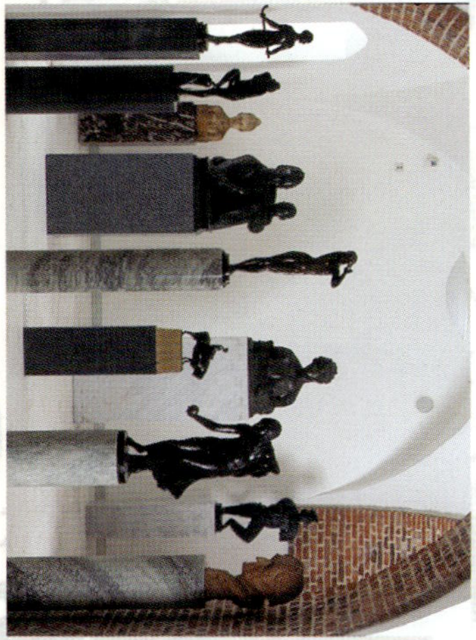

Skulpturen im Kellergeschoss

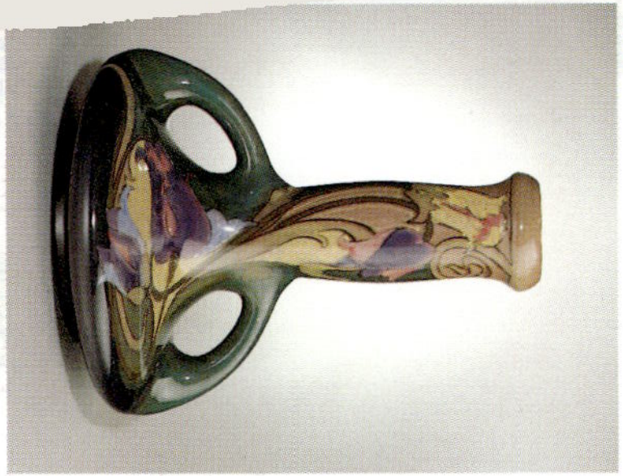

Manufaktur Zuid-Holland

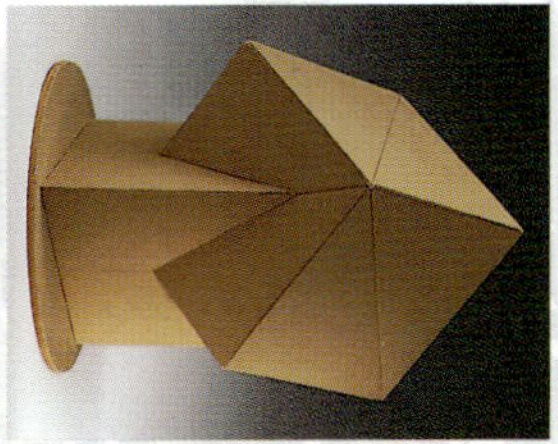

Erwin Heerich

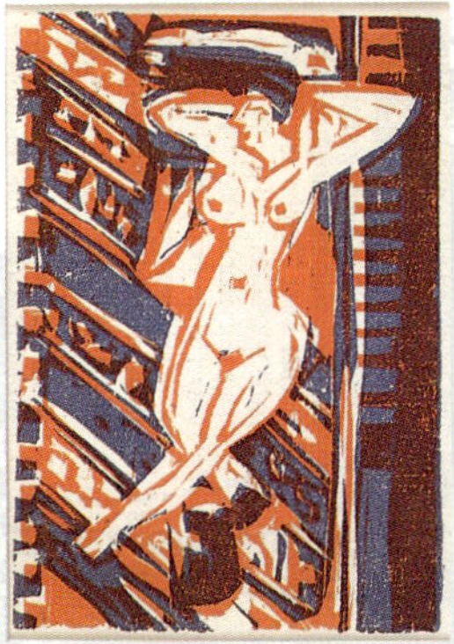

Ernst Ludwig Kirchner

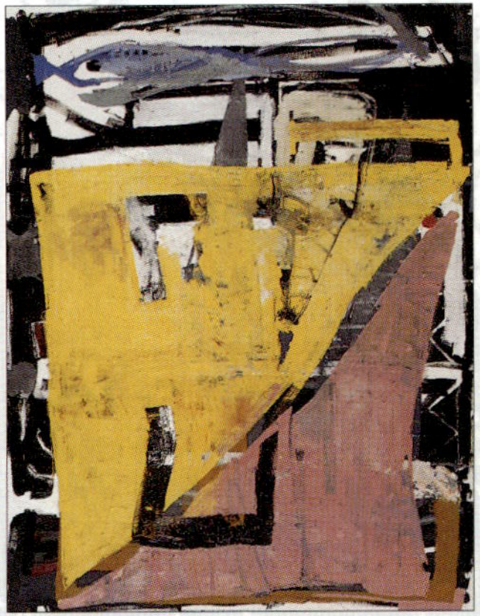

Rudolf Schoofs

Das Joseph Beuys Archiv ist Bestandteil der Stiftung Museum Schloß Moyland und zugleich durch einen Kooperationsvertrag als Forschungsinstitut der Kunstakademie Düsseldorf angeschlossen, an der Joseph Beuys über zehn Jahre als Professor für monumentale Bildhauerei lehrte.

Joseph Beuys Archiv

Weltweit die umfassendste Sammlung von Archivalien (ca. 100 000) zu Leben, Werk und Wirken von Joseph Beuys wird im Archiv aufbewahrt, bearbeitet und kontinuierlich erweitert. Ein Dokumentationsnetz, das diese systematisierten Archivbestände miteinander verknüpft, informiert umfassend u.a. über die Biographie des Künstlers, über Ausstellungen seiner Werke oder über Publikationen, die sich auf Joseph Beuys beziehen.
Dabei ist das Archiv in folgende Schwerpunkte gegliedert: aktuelle Presseberichte, Korrespondenz an Joseph Beuys, Photographien zu seiner Person sowie zu seinem Werk und diverse Drucksachen, von der Einladungskarte bis zur Buchpublikation.

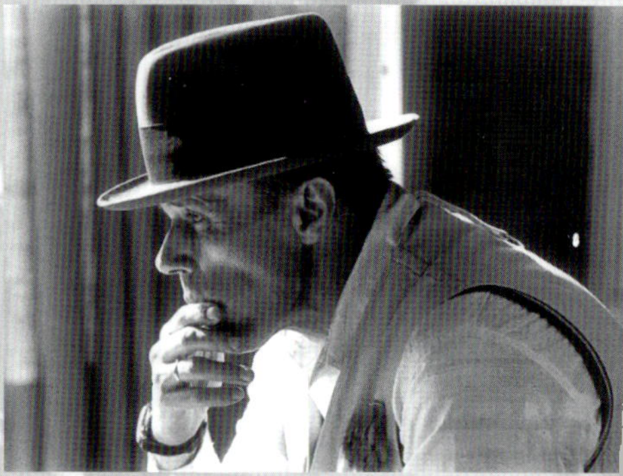

Als internationale Forschungseinrichtung steht das Joseph Beuys Archiv nicht nur Wissenschaftlern aus aller Welt zur Verfügung, sondern allen, die an Joseph Beuys und seinem Werk interessiert sind.

Zur wissenschaftlichen Bearbeitung der übrigen Sammlungsbestände verfügt das Museum des weiteren über eine Kunstbibliothek mit derzeit ca. 50 000 Publikationen.

Allgemeine Informationen

Stiftung Museum Schloß Moyland
Sammlung van der Grinten
Joseph Beuys Archiv des Landes
Nordrhein-Westfalen

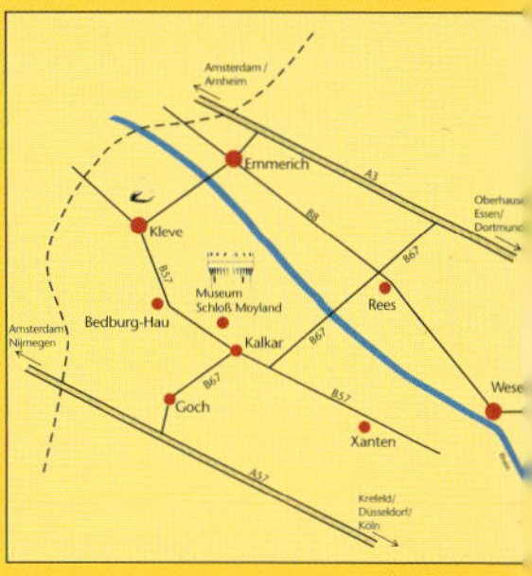

Am Schloß 4
47551 Bedburg-Hau

Postanschrift:
Postfach 1259
47548 Bedburg-Hau

Tel. 02824 / 9510-0
Fax 02824 / 9510-99
e-mail: info@moyland.de
www.moyland.de

Besucherinformationen
Tel. 02824 / 9510-66 (autom. Ansage)
Tel. 02824 / 9510-60

Führungen/Veranstaltungen
Anmeldung und Auskünfte: Karsten Müller
Tel. 02824 / 9510-57 (Mo bis Do von 10 bis 15 Uhr)
Fax 02824 / 9510-96

Museumspädagogik
Anmeldung und Auskünfte: Annette Theyhsen
Tel. 02824 / 9510-62
Fax 02824 / 9510-94

Museumsshop
Während der Öffnungszeiten des Museums
Tel. 02824 / 9510-33
Fax 02824 / 9510-99

Öffnungszeiten
Sommer (1. April bis 31. Oktober)
Di bis Fr 10 bis 18 Uhr
Sa und So 10 bis 19 Uhr
Winter (1. November bis 31. März)
Di bis So 10 bis 17 Uhr

Café
Während der Öffnungszeiten des Museums
(und nach Vereinbarung)
Tel. 02824 / 9510-35
Fax 02824 / 9510-96

Mit öffentlichen Verkehrsmitteln
Buslinie 44 aus Richtung Kleve (Bhf) oder Xanten (Bhf)
über Kalkar

Förderverein Museum Schloß Moyland e.V.
Förderverein Museum Schloß Moyland e.V.
Postfach 1157
47547 Bedburg-Hau
Tel. 02824 / 9510-27 (Di u. Do 9 bis 13 Uhr)

Text: Bettina Paust · Fotos: Stefan Möller, Florian Monheim u. Stiftung Museum Schloß Moyland

Museum Schloß Moyland

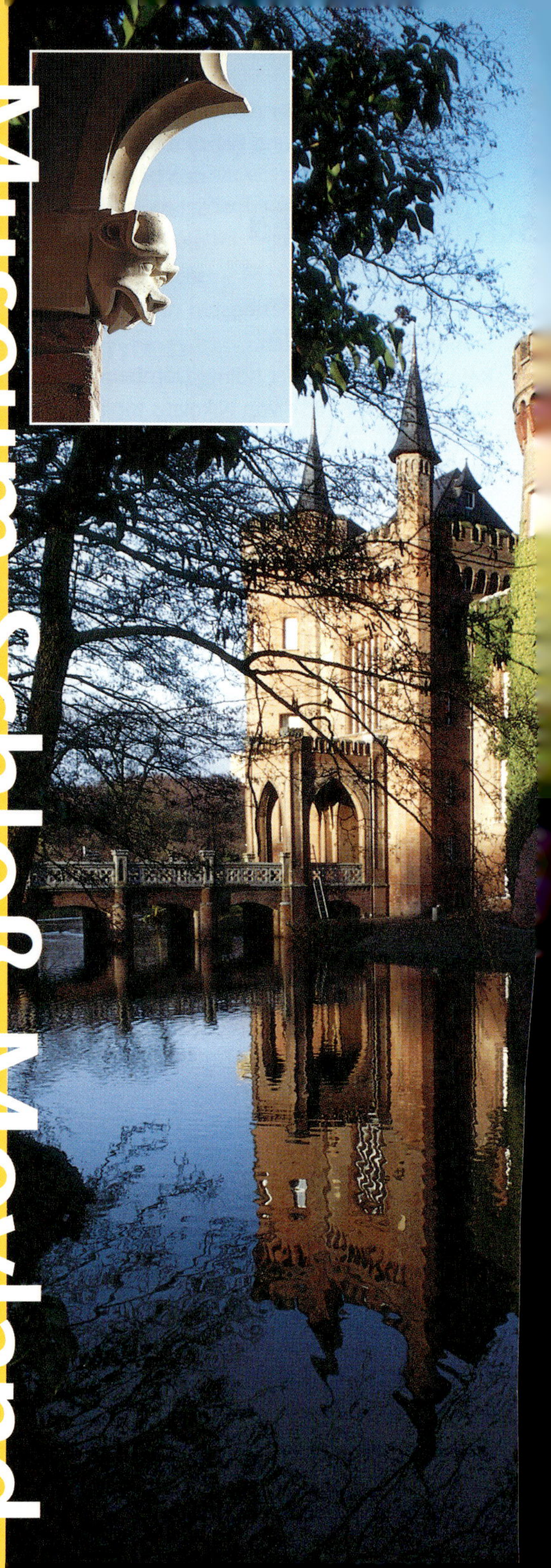

Prestel-Museumsführer

Museum Schloß Moyland

Stiftung Museum Schloß Moyland

Sammlung van der Grinten

Joseph Beuys Archiv des
Landes Nordrhein-Westfalen

Prestel

München · New York

Photos:
Olaf Faustmann (Wuppertal) 9, Fritz Getlinger (Kleve) 14, 15, 18, 62; Robert Häusser (Mannheim) 115; Walter Klein (Düsseldorf) 73, 74, 76, 78, Umschlagvorderseite; Landesbildstelle Rheinland (Düsseldorf) 11; Stefan Möller/Stiftung Museum Schloß Moyland (Bedburg-Hau) 6, 8, 10, 20, 23, 27–37, 40–59, 64–72, 75, 77, 82–102, 108–114, 116, 117, Umschlagrückseite; Florian Monheim (Düsseldorf) 4/5, 24/25, 26, 38/39, 60/61, 80/81, 104/105, 107; NRZ 17; Erik Schramm (Marburg) 106; Stiftung Museum Schloß Moyland (Bedburg-Hau) 12

Werkkommentare:

UB	Ulrike Bestgen
AvC	Annette von Czarnowski
FJvdG	Franz Joseph van der Grinten
HvdG	Hans van der Grinten
RM	Ron Manheim
BS	Barbara Strieder
EW	Elisabeth Wynhoff

Redaktion: Ulrike Bestgen
Mitarbeit: Barbara Strieder, Bettina Paust, Reggy Havekes-van Creij, Katharina Henkel

Die Deutsche Bibliothek – CIP-Einheitsaufnahme

Museum Schloss Moyland : Stiftung Museum Schloss Moyland, Sammlung van der Grinten ; Joseph-Beuys-Archiv des Landes Nordrhein-Westfalen / [Red.: Ulrike Bestgen]. – München; New York : Prestel, 1997 (Prestel Museumsführer)
ISBN 3-7913-1800-4

Prestel-Verlag
Mandlstraße 26, 80802 München
Tel. 089/381709-0, Fax 089/381709-35

Lektorat: Katharina Wurm
Gestaltung: Verlagsservice G. Pfeifer
Satz: EDV-Fotosatz Huber, Germering
Druck und Bindung: Passavia Druckerei GmbH, Hutthurm

Printed in Germany
ISBN 3-7913-1800-4

Umschlagvorderseite:
Joseph Beuys, ›Bienenkönigin‹, 1955
Beize, Wasserfarbe auf weißem Papier mit leicht rauher Oberfläche, o. rote Schnittkante

Umschlagrückseite:
Architekturdetail (Turm) von Schloß Moyland

Seite 4/5: Museum Schloß Moyland, Ansicht der Hauptfassade von Südwesten
Seite 24/25: Blick in das Kellergeschoß
Seite 38/39: Blick in das Erdgeschoß
Seite 60/61: Blick in das Obergeschoß
Seite 80/81: Blick in ein Turmkabinett von Dachgeschoß 1
Seite 104/105: Blick auf Schloß und Garten von Norden

Inhalt

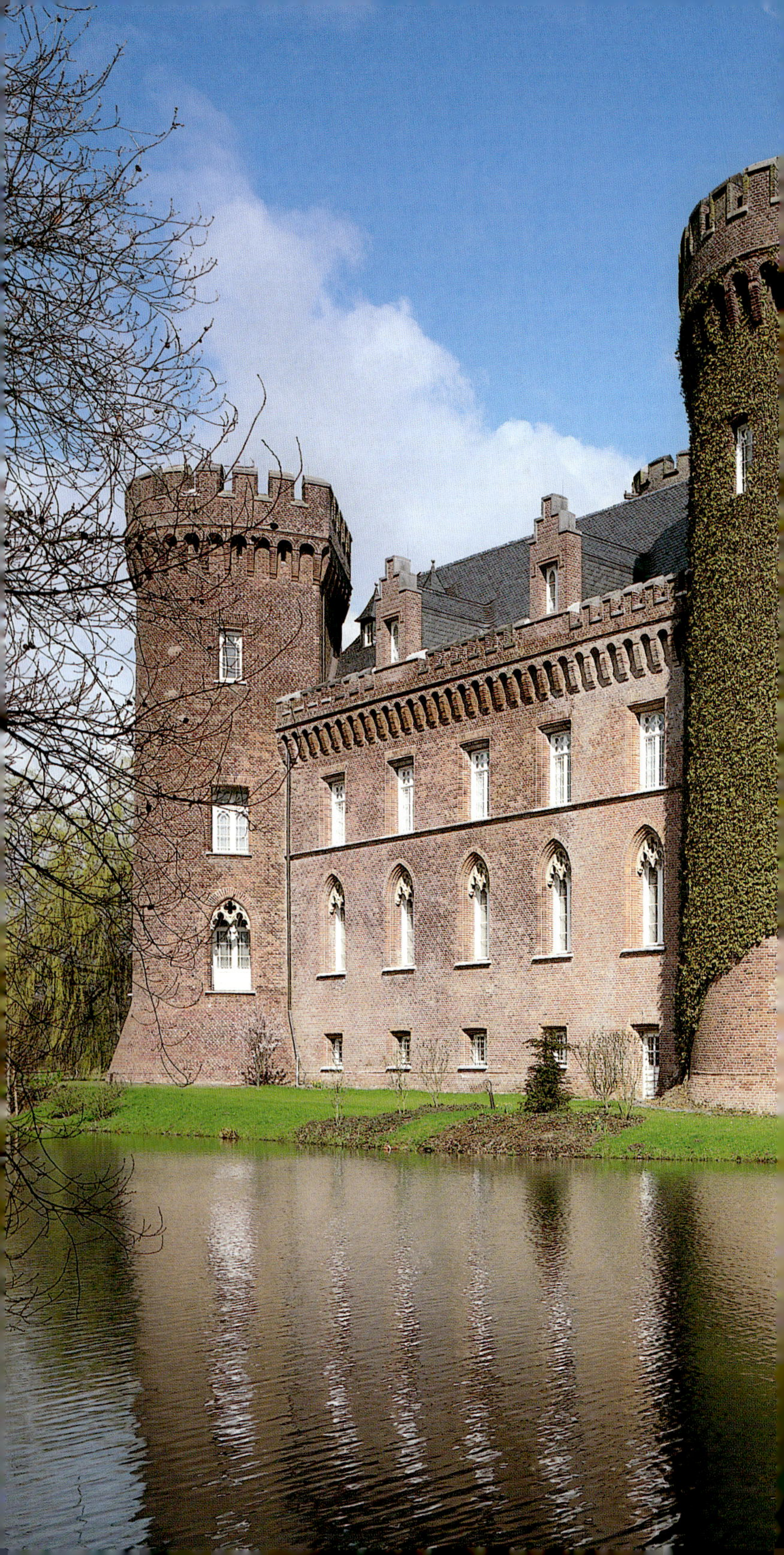

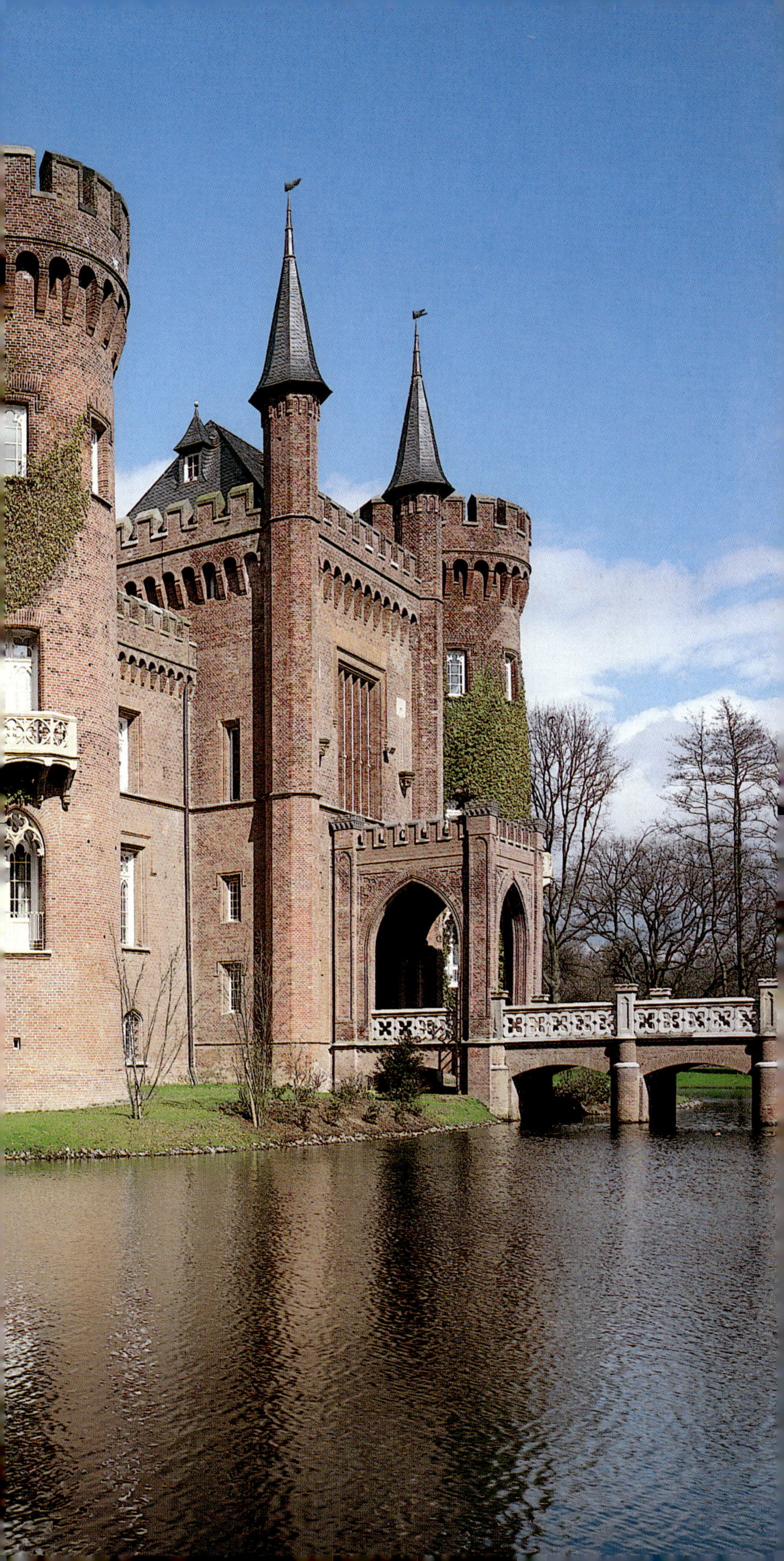

Vorwort

Mit der Eröffnung von Museum Schloß Moyland im Jahre 1997 gelangt unsere Kunstsammlung, Ergebnis einer intensiven, privaten Sammeltätigkeit, die sich über ein halbes Jahrhundert erstreckt, erstmals mit allen ihren Bereichen in einer repräsentativen Auswahl an die Öffentlichkeit.

Seit vielen Jahren ist unser sammlerisches Engagement vor allem durch die zahlreichen Arbeiten von Joseph Beuys bekannt, die in einer solchen Dichte, namentlich was das Frühwerk betrifft, nirgendwo sonst vorhanden sind.

Doch nicht nur Werke von Joseph Beuys prägen unsere Sammlung, sondern zugleich die zahlreicher anderer Künstlerpersönlichkeiten und weitere breitgefächerte Sammelschwerpunkte. Freunde aus der Anfangszeit der eigenen künstlerischen Tätigkeit sind ebenso vertreten wie viele Freunde und Bekannte aus dem Umfeld der Düsseldorfer Kunstakademie und aus

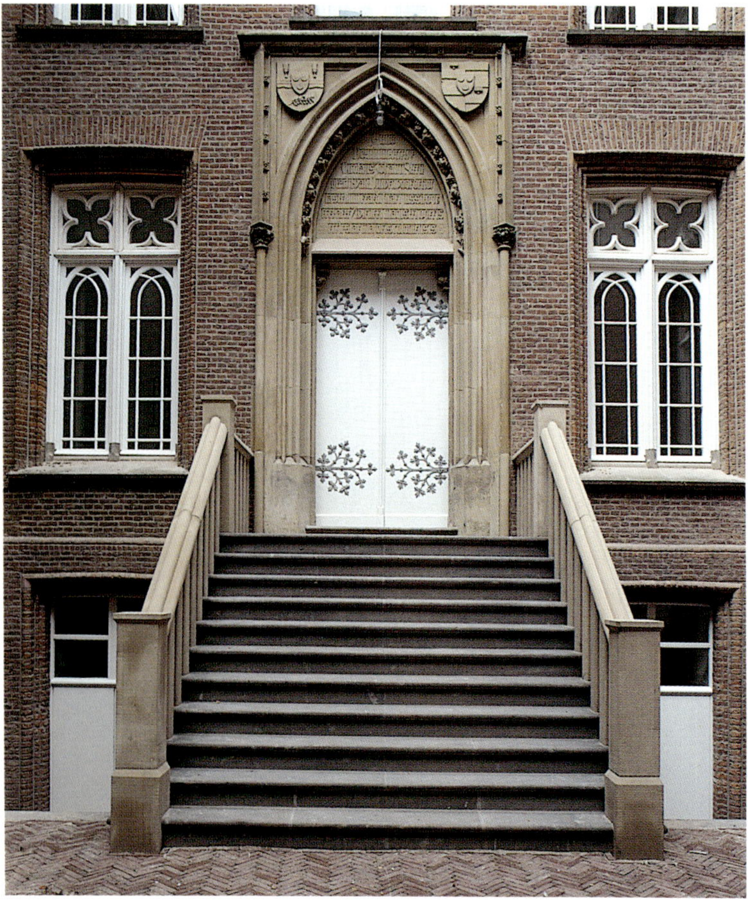

Schloß Moyland, Freitreppe mit Hauptportal, Zustand März 1997

unseren beruflichen Wirkungskreisen. Neben dem Werk der Zeitgenossen und Weggefährten fanden Gemälde, Zeichnungen, Skulpturen, graphische Blätter, Medaillen, Objekte der angewandten Kunst und Photographien ihren Weg in die Sammlung, die zusammen eine Übersicht über zweihundert Jahre Kunstgeschichte bilden. Der besondere Stellenwert der Sammlung, ihre Geschichte und ihre Konzeption werden im Aufsatz von Drs. Ron Manheim ausführlich erläutert und sollen in der Bildauswahl für diesen Museumsführer exemplarisch zum Ausdruck kommen.

In der Zusammensetzung der Sammlung verleugnet sich, trotz des breiten, internationalen Spektrums, nicht die Herkunft der Sammler, der Niederrhein. Um so erfreulicher und wichtiger ist es, daß für diese Sammlung ein Standort gefunden wurde, der nicht nur im Herzen des Niederrheins gelegen ist, sondern darüber hinaus eng mit der Geschichte dieser Region und ihrer besonderen Lage im Grenzbereich nahe den Niederlanden verknüpft ist. Die Geschichte von Schloß Moyland, das durch die Großzügigkeit der Familie von Steengracht in eine neue Funktion überführt werden konnte, wird im Aufsatz von Dr. Bettina Paust vorgestellt.

Schloß Moyland und die Sammlung van der Grinten mit dem Joseph Beuys Archiv konnten in langjährigen Verhandlungen durch die maßgebliche finanzielle Beteiligung des Landes als wichtiger kultureller Mittelpunkt in Nordrhein-Westfalen entstehen, wobei die Wiederherstellung der historischen Gartenanlage mit wesentlicher Unterstützung der Nordrhein-Westfalen Stiftung für Naturschutz, Heimat- und Kulturpflege finanziert wurde.

An den Kosten des Wiederaufbaus und der Restaurierung der gesamten Schloßanlage sowie an der laufenden Museumsfinanzierung beteiligen sich gleichfalls der Förderverein ›Museum Schloß Moyland e.V.‹, der bereits 1987 gegründet wurde, der Kreis Kleve und die Gemeinde Bedburg-Hau, zu der Schloß Moyland gehört.

Dank gebührt allen, die am Zustandekommen dieses Museumsführers, sei es durch redaktionelle, fotografische oder organisatorische Arbeit, beigetragen haben.

Franz Joseph van der Grinten *Hans van der Grinten*

Museum Schloß Moyland

Ein Blick auf seine Geschichte

Mit der Gründung der Stiftung Museum Schloß Moyland im Jahre 1990 wurde unter maßgeblicher Beteiligung des Landes Nordrhein-Westfalen das Projekt ›Museum Schloß Moyland‹ besiegelt. Es beinhaltet den Wiederaufbau und Erhalt des denkmalgeschützten Schlosses Moyland und seine damit verbundene neue Nutzung als Museum für moderne Kunst mit der einstigen Privatsammlung der Brüder Hans und Franz Joseph van der Grinten, die nun erstmalig mit ihren gesamten Sammlungsbereichen der Öffentlichkeit zugänglich gemacht werden kann.

Resultierend aus der engen, lebenslangen Freundschaft der Brüder van der Grinten mit Joseph Beuys besitzt die Stiftung nicht nur einen umfangreichen Bestand seiner Arbeiten, die in einer Auswahl im Obergeschoß des Schlosses präsentiert werden, sondern darüber hinaus das Joseph Beuys Archiv des Landes Nordrhein-Westfalen als internationale Forschungsstätte zu Leben und Werk des für die Kunst des 20. Jahrhunderts so wegweisenden Künstlers.

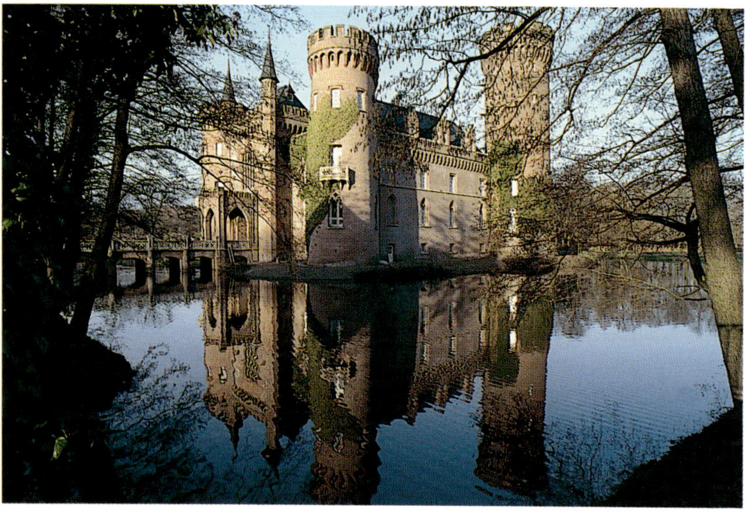

Hauptfassade von Schloß Moyland, Ansicht von Südosten

Die Idee, das im Zweiten Weltkrieg stark beschädigte Schloß Moyland wieder aufzubauen und dort die Kunstsammlung der Brüder van der Grinten als Museum zu institutionalisieren, wurde bereits im Jahre 1964 durch den Kunsthistoriker Hans Peter Hilger geboren, der mit der Erstellung des sogenannten Kurzinventars der rheinischen Kunstdenkmäler für den Kreis Kleve betraut war. Doch weitere zwanzig Jahre sollten vergehen, in denen Schloß Moyland zunehmend verfiel, bis konkrete Gespräche der beiden

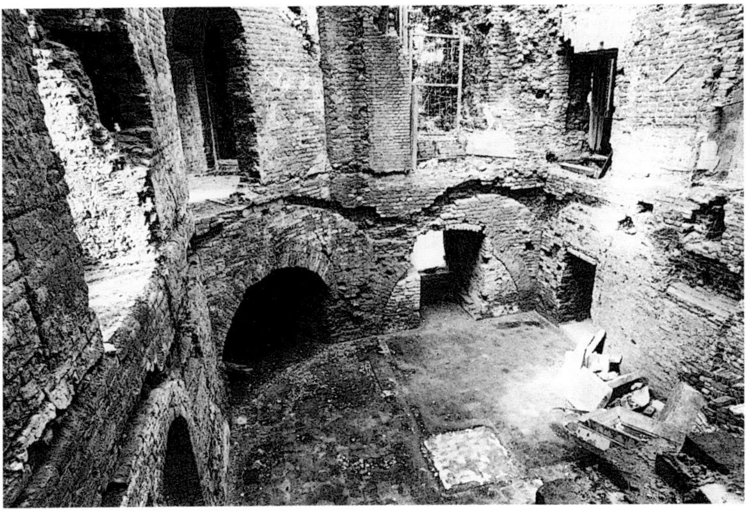

Schloß Moyland, ruinöser Zustand des Schlosses vor seiner Restaurierung

Sammler in enger Abstimmung mit Joseph Beuys über das Projekt ›Museum Schloß Moyland‹ stattfanden. Man war sich darüber einig, daß der Standort Schloß Moyland der optimale für ein Museum sei, um die breitgefächerte Sammlung van der Grinten aufzunehmen. Gleichzeitig erfüllte es die von Joseph Beuys befürwortete Voraussetzung, seine im Besitz der van der Grintens befindlichen Kunstwerke nicht aus dem Kontext der Sammlung auszugliedern, sondern sie vielmehr eingebunden in diese zu präsentieren.

Im Jahre 1987 begann man schließlich mit der Entschuttung der Schloßruine und wenige Jahre später mit dem Wiederaufbau des Schlosses, wobei die völlig zerstörten Innenräume in ihrer neuen Funktion als Ausstellungsräume konzipiert wurden, ohne daß man dabei die historischen Raumfolgen negierte. Doch nicht nur das Wasserschloß selbst, das von der Familie von Steengracht in die Stiftung eingebracht wurde, erfuhr im Verlauf der vergangenen Jahre eine denkmalgerechte Wiederherstellung, sondern gleichfalls zwei dem Schloß vorgelagerte ehemalige Wirtschaftsgebäude und eine den Gebäudekomplex umgebende historische Gartenanlage.

Mit der Eröffnung des Museums Schloß Moyland gelangt die herausragende Sammlung, die die Brüder van der Grinten seit über fünfzig Jahren aufgebaut haben, an die Öffentlichkeit, während gleichzeitig eines der bedeutendsten Wasserschlösser am Rhein zusammen mit seinen Gärten vor dem Verfall gerettet wurde.

Schloß Moyland blickt auf eine lange wechselvolle Geschichte zurück, die mit der ersten urkundlichen Erwähnung des Bauwerks im Jahre 1307 seinen Anfang nimmt. Um die Mitte des 14. Jahrhunderts ist der gotische Gründungsbau von Moyland datiert, dessen quadratischer Grundriß mit den die Ecken markierenden Türmen noch heute das Erscheinungsbild

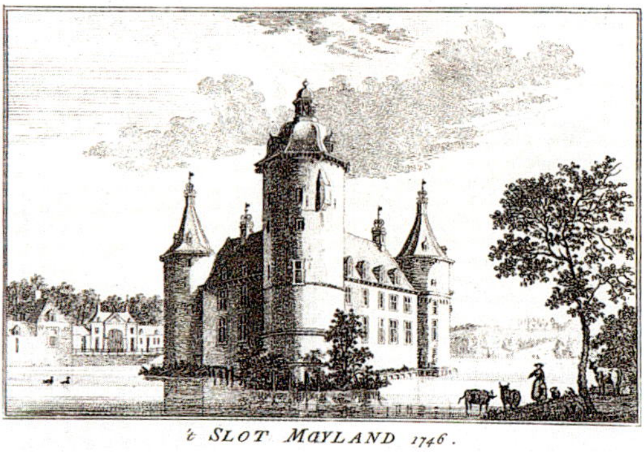

Ansicht von Schloß Moyland von Norden, Kupferstich von Jan de Beyer, 1746

des Schlosses prägt. Auf sumpfigem Gebiet – im trockengelegten Flußbett eines Nebenarms des Rheins – auf gewachsenem Lehm und Kies erbaut, war Moyland seit jeher als von Wasser umgebene Anlage konzipiert.

So orientierte sich auch der kurbrandenburgische Generalleutnant Alexander Freiherr von Spaen, der im Jahre 1662 Schloß Moyland kaufte, bei der Um- und Neugestaltung der gesamten Schloßanlage an der durch Wasser geprägten Geländesituation. Er erweiterte Schloß Moyland zu einem sich insgesamt über vier Inseln erstreckenden Schloß- und Gartenkomplex, den er mit einem klar strukturierten System aus Gräben und Gräften so umgeben ließ, wie es sich auch heute noch dem Besucher in seiner ursprünglichen Form erschließt. Die einstige Wehrburg ließ Freiherr von Spaen zu einem stattlichen barocken Wohnschloß mit prachtvoll ausgestatteten Innenräumen ausbauen. Gleichzeitig ließ er die Anlage jenseits des Schloßgrabens gen Süden durch eine mächtige, dreiflügelige ›Vorburg‹ mit zwei parallel gestellten Wirtschaftsgebäuden und einem verbindenden Torhaus erweitern. Alexander von Spaen verdankt Schloß Moyland auch seine ersten künstlerisch gestalteten Gartenpartien nordöstlich und südwestlich des Schlosses sowie ein großräumig gespanntes Netz von Eichen- und Lindenalleen, die weit in die umgrenzende Landschaft ausstrahlen.

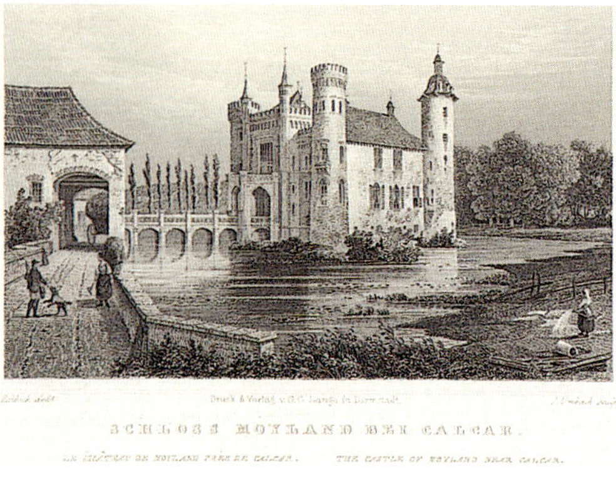

Ansicht von Schloß Moyland von Südosten, Stahlstich von F. J. Umbach nach L. Rohbock, 1855

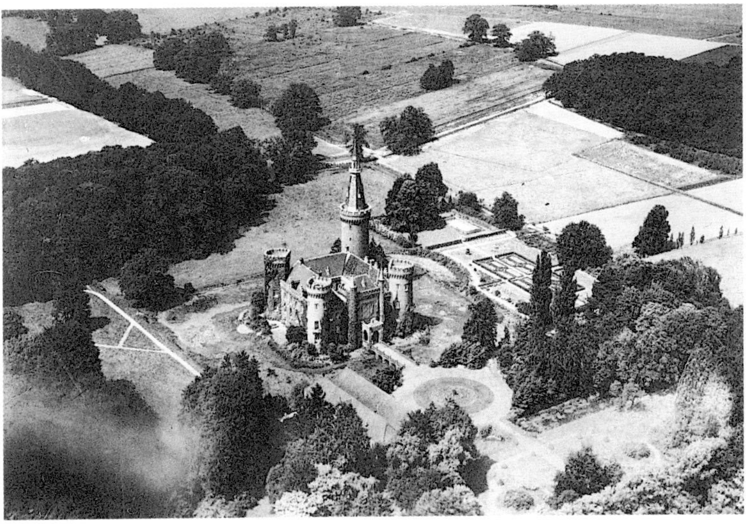

Luftaufnahme von Schloß Moyland aus dem Jahre 1937

Mit dem vermutlich unter Druck erfolgten Verkauf des Schlosses an den Kurfürsten Friedrich III., der 1701 zum preußischen König Friedrich I. gekrönt wurde, gehörte Schloß Moyland zu den preußischen Staatsdomänen in der klevischen Provinz und war, im Gegensatz zum Klever Residenzschloß, bevorzugter Wohnsitz der Hohenzollern bei ihren Aufenthalten am Niederrhein. Auch Friedrich der Große weilte im Jahr seiner Krönung bei seinem ersten offiziellen Besuch vom 11. bis 14. September 1740 auf Schloß Moyland. Dort traf er sich erstmalig mit dem von ihm hoch verehrten französischen Philosophen Voltaire zu einem Gedankenaustausch. Noch lange nach dem späteren Zerwürfnis mit dem preußischen König plante Voltaire im Jahre 1766, in Schloß Moyland eine Philosophenakademie zu errichten.

Im selben Jahr veräußerte jedoch Friedrich der Große – vermutlich als Ausgleich für Kriegskredite während des Siebenjährigen Krieges – Schloß Moyland an die wohlhabende, aus Holland stammende Familie von Steengracht, in deren Besitz sich das Schloß dann kontinuierlich bis zur Gründung der Stiftung Museum Schloß Moyland im Jahre 1990 befand.

Ein Sproß dieser Familie, Nicolaus Johann Baron von Steengracht, erteilte im Jahre 1854 an den damaligen Kölner Dombaumeister Ernst Friedrich Zwirner den Auftrag, Schloß Moyland umzugestalten.

Zeitgenössischen Tendenzen folgend orientierte sich dieser, ähnlich wie bei zwei weiteren seiner privaten Bauvorhaben, den Schlössern Arenfels und Herdringen, beim Umbau von Schloß Moyland an historisierenden Architekturströmungen. So ummantelte er den einst mittelalterlichen Baukörper mit einer weiteren, repräsentativen Mauerschicht in neugotischem Stil und erweiterte den Eingangsbereich durch einen neuen risalitförmigen Torbau, in dem sich heute der nach dem Baumeister benannte ›Zwirnersaal‹ befindet. Das barocke Interieur des Schlosses blieb hinge-

Tudor-Stil ?

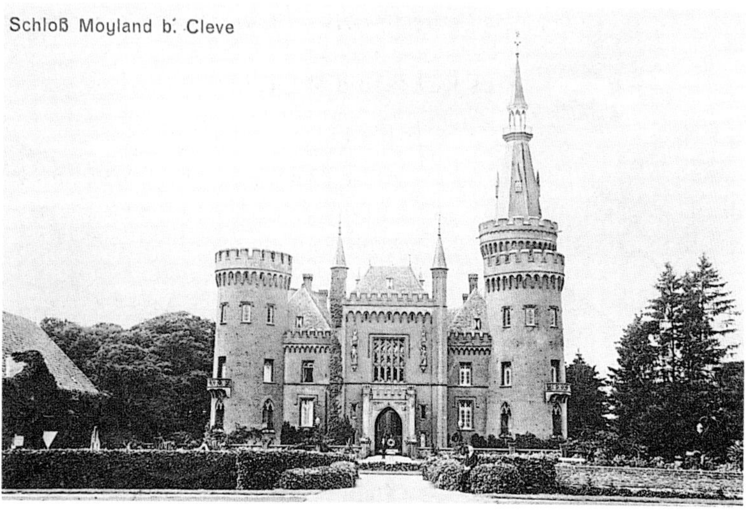

Ansicht der Hauptfassade von Schloß Moyland, Postkarte aus dem Jahr 1911

gen im wesentlichen unberührt und ging erst in den letzten Tagen des Zweiten Weltkriegs gänzlich verloren.

Parallel zu den einschneidenden Veränderungen an der Außenfassade von Schloß Moyland wurden auch die Gartenanlagen in der zweiten Hälfte des 19. Jahrhunderts neu konzipiert. Die gartenbegeisterte Familie von Steengracht veranlaßte zeittypischen Entwicklungen gemäß, daß ein Garten im ›gemischten Stil‹ angelegt wurde, in dem sich Elemente des klassischen ›Landschaftsgartens‹ mit Strukturen des ›Architektonischen Gartens‹ zu einer situationsreichen Park- und Gartenlandschaft zusammenfügten.

So entstand mit dem neugotischen Schloß Moyland und den gartenkünstlerisch gestalteten Anlagen des späten 19. Jahrhunderts ein Gesamtkunstwerk von hohem kunst- und kulturgeschichtlichem Rang. Dieser letzte historisch gesicherte Zustand vom gesamten Schloß- und Gartenkomplex war Grundlage für die nun abgeschlossene Wiederherstellung von Schloß Moyland.

Mit der Eröffnung von Museum Schloß Moyland wird ein Konzept verwirklicht, in dem Architektur und Gartenkunst des 19. Jahrhunderts eine lebendige Verbindung eingehen mit den Kunstwerken der Sammlung van der Grinten, die wichtige Bereiche der bildenden Kunst von etwa 1800 bis in die Gegenwart präsentieren. Dieses von der Sammelleidenschaft der Brüder van der Grinten geprägte Museum, die ihm angegliederte Forschungsstätte zu Person und Wirken von Joseph Beuys sowie kontinuierliche Wechselausstellungen und Kulturveranstaltungen bilden gemeinsam mit der Schloß- und Gartenanlage ein kulturelles Zentrum von regionaler Bedeutung und zugleich internationaler Ausstrahlung.

Bettina Paust

Die Sammlung van der Grinten

Geschichte und Struktur

Die Spuren der frühesten sammlerischen Anfänge gingen 1945 während der schweren Kämpfe im deutsch-niederländischen Grenzgebiet verloren: ein paar Dutzend Zeichnungen von Johann Davidsen Smith (1886–1963), bei dem Hans van der Grinten, der ältere der beiden Brüder, ab 1943 an sonntäglichen Unterrichtsstunden im Sitzungssaal des Klever Rathauses eigene künstlerische Fähigkeiten erprobte. Der Neuanfang ließ aber nicht lange auf sich warten. Bereits 1946 wurden die ersten Objekte der heutigen Sammlung van der Grinten erworben: eine Farblithographie von Käthe Kollwitz von 1903, dazu je ein Graphikblatt von Maurice Denis und Hans Thoma, aufgestöbert in einer Krefelder Schreibwarenhandlung.

Der Entschluß, gemeinsam eine Kunstsammlung aufzubauen, wurde im Herbst 1950 gefaßt. Es war eine ernste und absolut verbindliche Absprache zweier Brüder, die sich der Tragweite ihrer Entscheidung durchaus bewußt waren, auch wenn ihnen nicht von Anfang an das nach einem halben Jahrhundert sichtbare, in seinem Umfang und Reichtum fast unüberschaubare Ergebnis so konkret vor Augen gestanden haben mag.

Die Brüder Hans und Franz Joseph van der Grinten wurden in Kranenburg am unteren Niederrhein auf einem Bauernhof geboren, der in unmittelbarer Nähe des Ortskerns an der Hauptstraße in Richtung der benachbarten niederländischen Stadt Nimwegen liegt. Väterlicherseits entstammen sie einem ursprünglich im Maastal zwischen Roermond und Venlo ansässigen Müllergeschlecht. Der Hof in Kranenburg war nicht sehr umfangreich und kam beispielsweise mit der Zugkraft eines einzigen Pferdes aus. Die Söhne beteiligten sich intensiv an den landwirtschaftlichen Aufgaben, während des Studiums nur an Wochenenden oder in den Semesterferien, zu anderen Zeiten aber auch in täglicher Arbeit, nach dem frühen Tode des Vaters 1956 sogar in leitender Funktion.

Hans van der Grinten studierte Landwirtschaft und Kunstgeschichte an der Universität in Bonn, der jüngere Bruder Franz Joseph belegte zunächst Vorlesungen zur Rechtswissenschaft an den Universitäten von Köln und München, wechselte dann mit den Interessengebieten romanische Literatur, Tiefenpsychologie und Kunstgeschichte ebenfalls an die Bonner Universität. Nach dem Studium wurde er als Kunsterzieher tätig, von 1965 bis 1971 in Gelsenkirchen, dann über zwanzig Jahre lang am Collegium Augustinianum in Gaesdonk bei Goch. Hans van der Grinten lehrte, nachdem der Hof Mitte der sechziger Jahre stillgelegt wurde, fast zehn Jahre lang am Seminar für Werkerziehung in Düsseldorf, wechselte dann als wissenschaftlicher Mitarbeiter von Johannes Cladders an das Städtische Museum von Mönchengladbach und leitete anschließend von 1974 bis 1991 die Abteilung für moderne Kunst im Nijmeegs Museum Commanderie van St. Jan. Beide Brüder fanden in den sechziger Jahren Ehepartnerinnen, die die sammlerischen Aktivitäten nicht nur unterstützten, sondern diese

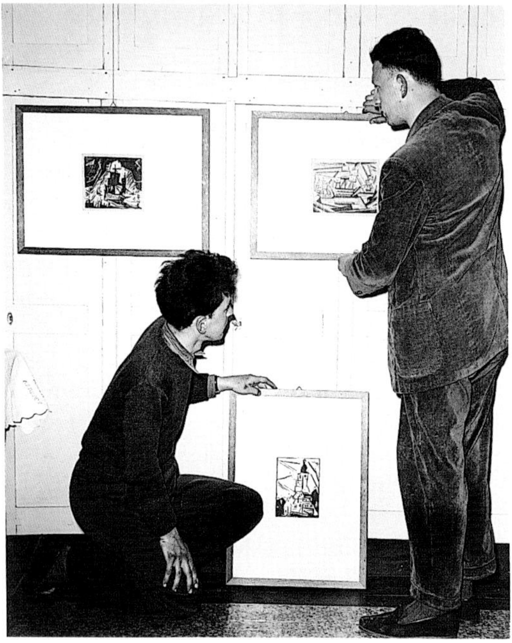

Die Sammler Franz Joseph (l.) und Hans (r.) van der Grinten bei der Einrichtung der ›Feininger-Ausstellung‹ in den Wohnräumen des Elternhauses in Kranenburg, Frühjahr 1956 (Photo: Fritz Getlinger)

auch mit jeweils eigenen Impulsen bereicherten. Franz Joseph heiratete die Textilkünstlerin Ingeborg Weber aus Goch, Hans die Gold- und Silberschmiedin und Kunsterzieherin Marcella Brandt aus dem schlesischen Briesniz.

Die ersten kulturellen Impulse gingen eindeutig von den Eltern aus: Bücher, abonnierte Zeitschriften und gemeinsame Fahrradtouren zu den zahlreichen bedeutenden Kirchen in der weiten Umgebung mit ihren wertvollen historischen und künstlerischen Schätzen. Auch der anfangs erwähnte dänische Zeichner Smith und ein in Kranenburg lebender Dekorationsmaler und Sammler älterer Kunst spielten eine Rolle, und natürlich orientierten sich die jungen Sammler an Ausstellungen von Köln bis Amsterdam, sobald solche Städte für sie erreichbar wurden.

Keine Anregung der frühen Jahre war indes von so großer Bedeutung wie die Gespräche mit dem Dresdener Maler und Graphiker Hermann Teuber (1894-1985), den es infolge der Kriegswirren an den Niederrhein verschlagen hatte. Teuber, der von 1945 bis 1950 in Kalkar lebte, hatte beim Niederrheinischen Künstlerbund in Kleve ausgestellt, und seine Werke beeindruckten die jungen Sammler so sehr, daß sie den Kontakt zu ihm suchten, der 1949 zustande kam und jahrzehntelang andauern sollte. Dieser Künstler, der in der Zeit des späten Expressionismus bei Karl Hofer in Berlin studiert hatte, verlieh dem Sammeln der Brüder van der Grinten Richtung und Struktur. Nicht für die eigenen Wände sollten sie sammeln, sondern große Mengen zusammentragen, zum Schulen des eigenen Sehens und zur Vertiefung künstlerischer und kunsthistorischer Erkenntnisse. Vor allem aber betonte er, daß das Hauptinteresse beim Sammeln von moderner Kunst den neu entstehenden Werken junger, talentvoller Zeitgenossen gelten sollte. Auf die Frage, wie und wo man diese großen Talente entdecken könne, wies er unter anderem mit entschiedenem Nachdruck auf Joseph Beuys hin, der sich damals öfter mit recht kleinen, aber gleichzeitig sehr auffallenden Werkgruppen an den Ausstellungen des Niederrheinischen Künstlerbundes beteiligt hatte, dessen Mitglied er durch die Freundschaft mit dem Klever Bildhauer Walther Brüx und dem Maler Hanns Lamers geworden war.

Die Brüder van der Grinten hatten in Kleve dieselbe Schule besucht wie Joseph Beuys, wirklich kennengelernt hat man sich dort am Gymnasium jedoch nicht, dafür war der Altersunterschied zu groß. Die erste persönliche Begegnung fand im Februar 1946 im Hause des Englischlehrers Heinrich Schönzeler statt, dessen Sohn Ernst sich wie auch Beuys auf ein Studium an der Kunstakademie in Düsseldorf vorbereitete. 1951 kam es zu ersten Ankäufen: Die Brüder erwarben bei einem Besuch von Beuys in Kranenburg zwei frühe Holzschnitte: *Tierbegegnung* und *Hirschkuh*. Daß sich auf die Dauer ein Sammlungskern von etwa 4 000 Werken – Ölbilder, Zeichnungen, Aquarelle, plastische Bilder, Skulpturen und Reliefs – herausbilden sollte, haben sich die Beteiligten damals bestimmt noch nicht vorstellen können, obwohl sich recht bald ein Prozeß des stetigen Wachsens in Gang setzte, auf den Beuys hinsichtlich der Zusammensetzung des Komplexes hin und wieder ganz gezielt Einfluß nahm. Bei den Gesprächen zwischen Beuys und den immerhin acht beziehungsweise zwölf Jahre jüngeren Sammlern spielte ohne Zweifel die Tatsache eine wichtige Rolle, daß die Brüder selbst künstlerisch tätig waren. Beider An-

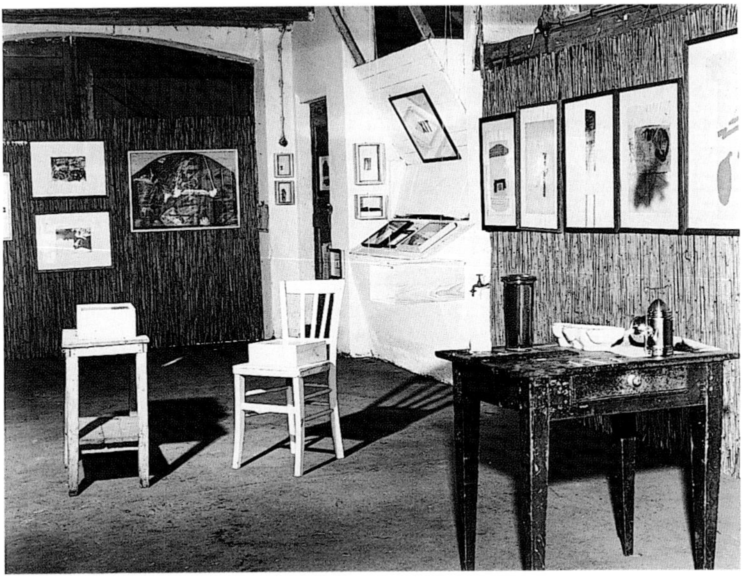

Blick in die Stallausstellung ›Joseph Beuys – Fluxus‹, Kranenburg 1963 (Photo: Fritz Getlinger)

fänge richteten sich schwerpunktmäßig auf die Gebiete der Zeichnung und Graphik, später sollte Franz Joseph sich darüber hinaus auch als Maler entwickeln. Es fand ein immer intensiverer Austausch statt, der 1953 zur ersten Einzelausstellung von Joseph Beuys führte, die in den Wohnräumen des Kranenburger Hofes stattfand und stark besucht wurde: 162 Personen trugen sich ins Gästebuch ein, darunter der damalige Leiter des Städtischen Kunstmuseums Wuppertal-Elberfeld, Harald Seiler, der den plastischen Teil der Ausstellung – zusammen mit Holzschnitten von Wolfgang Fräger-Bönen – anschließend in seinem Museum zeigte, nachdem er sich vertrauensvoll der Zustimmung von Ewald Mataré versichert hatte, bei dem Beuys damals Meisterschüler war.

Eine besondere persönliche Verbundenheit bildete sich 1957 heraus, als Beuys sich drei Monate lang auf dem Kranenburger Hof der van der Grintens aufhielt, um sich von einer tiefen psychischen Krise zu erholen.

Im Jahre 1961, als Joseph Beuys sich zum zweiten Mal – nun erfolgreich – um eine Professur an der Kunstakademie in Düsseldorf beworben hatte, gelang es den van der Grintens, im Museum Haus Koekkoek in Kleve eine zweite, umfangreiche Einzelausstellung durchzuführen, zu der erstmalig ein Katalog zu Beuys erschien. Er enthielt die ersten Texte zu seinen Werken, geschrieben von den beiden Sammlern. Ein besonderes Exponat dieser Ausstellung war das Grabmal für den Vater der Sammler, das sich seither auf dem Friedhof in Kranenburg befindet.

Die dritte Einzelausstellung mit Werken von Beuys fand wieder in Kranenburg statt, nun aber im Stall, wo der Künstler sich aktiv an der Einrichtung der aufsehenerregenden, *Joseph Beuys – Fluxus* genannten Präsentation beteiligte. Es sollte dann noch zwei weitere Jahre dauern, bis andere als die Kranenburger Sammler es wagten oder ausreichend daran interessiert waren, eine Einzelausstellung mit Werken von Joseph Beuys zu organisieren.

Die Verbindung zwischen Künstler und Sammlern stellte sich als unverbrüchlich heraus. Unablässig bemühten sich letztere, unterstützt durch die Lebenspartnerinnen, das Werk des Künstlers immer wieder anderen durch Texte und Ausstellungen – viele davon in der Form umfangreicher Tourneen – zugänglich zu machen, ein Engagement, das mit dem Tod des Künstlers keineswegs zum Abschluß kam. Ein besonderes Zeugnis dieser dann lebenslänglichen Freundschaft bilden die Bestände des Moyländer Joseph Beuys Archivs des Landes Nordrhein-Westfalen, das im Grundbestand etwa 100 000 schriftliche Dokumente enthält, die der Künstler von 1967 bis zu seinem Tode den Sammlern überlassen hat.

Joseph Beuys nahm nicht nur auf den Bestand seiner eigenen Werke in der Sammlung van der Grinten Einfluß. In direktem Sinne regte er manches Sammelgebiet an, wie die Geschichte der Photographie oder die englische Radierkunst des ausgehenden 19. Jahrhunderts. Indirekt führte die Freundschaft auch zu Kontakten mit anderen Künstlern, Kollegen an der Düsseldorfer Akademie, Studenten, Freunden. Ihm war immer die Spannbreite der Sammlung van der Grinten klar, auch die bewußte Orientierung auf eine künftige öffentliche Präsentation. 1984 konnte er in die

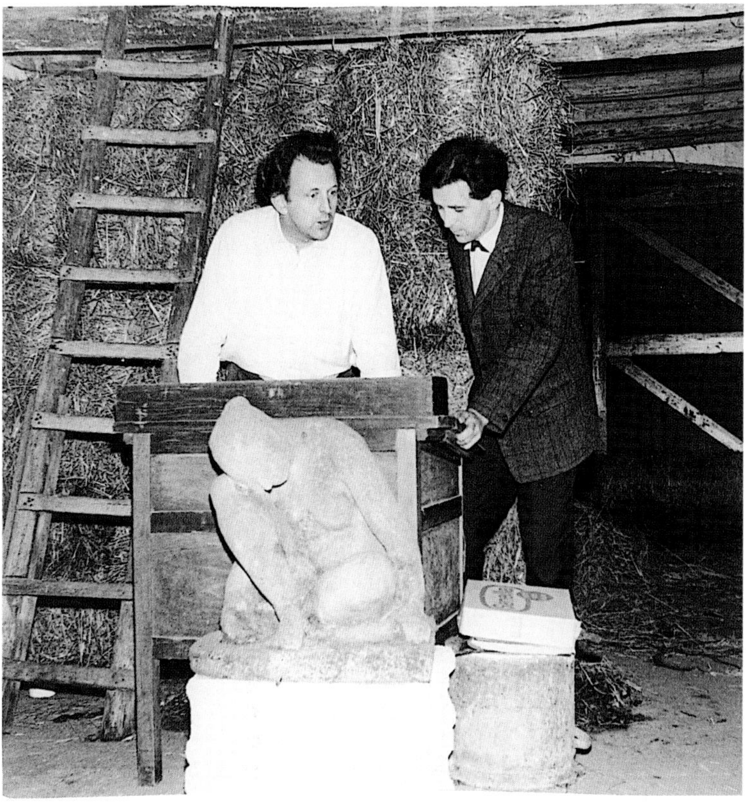

Hans (l.) und Franz Joseph (r.) van der Grinten 1966 im Stall des Elternhauses in Kranenburg mit der Skulptur ›Hockende‹ (1928) von Gerhard Marcks

Gespräche über die Unterbringung der ganzen Sammlung in Schloß Moyland einbezogen werden. Ein Plan, dessen Realisierung er leider nicht miterleben konnte: zwischen seinem Tod 1986 und der Eröffnung des Museums, das ihm ein ganzes Geschoß widmet, liegen elf lange Jahre.

Die Ausstellungstätigkeit der van der Grintens hat im selben Jahr eingesetzt, in dem der Kontakt zu Joseph Beuys aufgenommen wurde, und zwar bildete den Auftakt eine Ausstellung *Neue Graphik*, die Werke der beiden Brüder und des Freundes Winfried Drove umfaßte. Anschließend wurde die Schau in den Räumen einer Klever Buchhandlung wiederholt. Immerhin berichtete die Rheinische Post äußerst positiv über das Ereignis in Kranenburg. Im Frühjahr 1952 folgte eine Ausstellung *Moderner Gebrauchsgraphik*, die vor allem Plakate vorstellte. Ein halbes Jahr nach der Beuys-Ausstellung vom Frühjahr 1953 wurden Ölbilder und Holzschnitte von Rudolf Schoofs gezeigt, zu dem sich ebenfalls eine enge freundschaftliche Beziehung gebildet hatte. 1952 reiste er mit Franz Joseph van der Grinten per Fahrrad nach Paris, auf der Suche nach erschwinglicher Kunst.

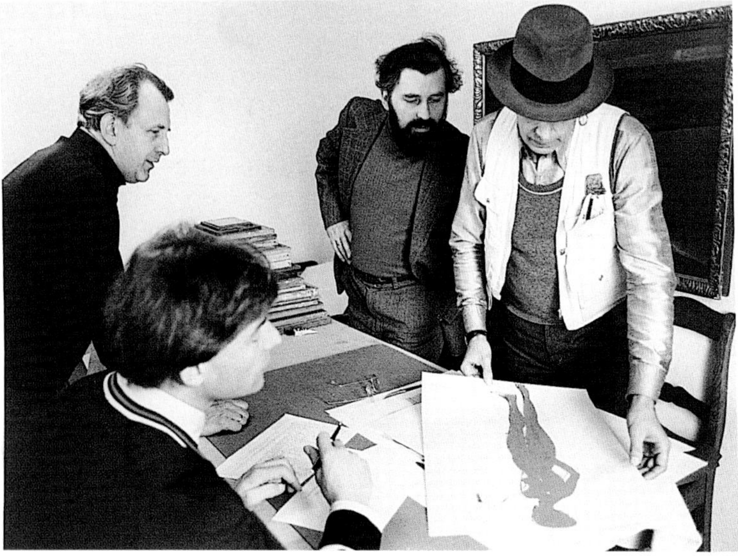

Hans van der Grinten, Heiner Bastian, Franz Joseph van der Grinten und Joseph Beuys (v.l.n.r.) 1979 im Elternhaus der Sammler in Kranenburg bei der Vorbereitung des 1981 im Prestel-Verlag erschienenen Bandes ›Joseph Beuys Ölfarben / Oilcolors 1936–1965‹
(Photo: Fritz Getlinger)

Auch in Bonn wurden während des Studiums Ausstellungen eingerichtet, und zwar in den Räumen des Kunsthistorischen Instituts: 1955 ein Querschnitt durch die Sammlung van der Grinten, darunter zwei Holzschnitte von Joseph Beuys, 1958 eine Jugendstil-Ausstellung mit einem begleitenden Symposium, an dem sich auch Joseph Beuys und seine zukünftige Frau Eva Wurmbach beteiligten.

Die sich über viele Jahre erstreckende, werbende sowie unterstützende und vermittelnde Tätigkeit für Kunst und Künstler, die mit der Eröffnung von Schloß Moyland eine neue Dimension bekommen hat, umfaßte zahlreiche Einzelpräsentationen, darunter erste Ausstellungen für Erwin Heerich (1964), Gottfried und Martel Wiegand (1966) und Holger Runge (1967), in dessen Atelier sich 1964 eine Radiergemeinschaft gebildet hatte, an der sich neben den Brüdern van der Grinten auch Martel und Gottfried Wiegand, Erwin Heerich, Rolf Crummenauer, André Thomkins und Franz Eggenschwiler beteiligten.

Aber auch Künstler älterer Generationen wurden mit Ausstellungen bedacht, wie der Bildhauer Gerhard Marcks, der Expressionist Lyonel Feininger und natürlich Hermann Teuber. Bei der Eröffnung der Teuber-Ausstellung am 31. Oktober 1959 waren neben dem Künstler und seiner Frau auch Eva und Joseph Beuys anwesend sowie der inzwischen berühmte Photograph Fritz Getlinger, dessen Aufnahmen im Atelier von Beuys 1961 eine wichtige Rolle bei dessen Bewerbung um die Professur in Düsseldorf spielen sollten. Auch die damals berühmte Pianistin und Schönberg-Interpretin Else C. Kraus, die mit ihrer Freundin Alice Schuster das expressionistische Landhaus Wylerberg im nahen deutsch-niederländischen Grenzgebiet bewohnte, fand sich ein. Kontakte in die Schweiz – die auch in Moyland eine bedeutende Rolle spielen – wurden 1960 sichtbar mit der Ausstellung des Baseler Künstlers Paul Müller.

Nicht nur im eigenen Hause begleiteten die Sammler das Werk der Freunde und anderer geschätzter Künstler. Unzählbar sind die Eröffnungsreden und Katalogtexte, die sie verfaßten. Die Vielfalt des weiten Netzes persönlicher Beziehungen ist in Moyland sichtbar, eines Netzes, das individuell von den Brüdern weitergeknüpft wurde, nachdem jeder eigene Wege gegangen war. Franz Joseph begleitete zahlreiche junge Begabungen auf dem Weg zu einem selbständigen Künstlertum, Hans verstärkte im Laufe der Zeit die Beziehungen zu den Niederlanden, vor allem in den Jahren seines Wirkens am Museum in Nimwegen. Beide verfolgten auch die Wege jüngerer Künstler, die aus den Akademieklassen der befreundeten Professoren hervorgingen.

Das Sammelinteresse hat aber auch deutliche historische Dimensionen. Die Ausrichtung auf die moderne Kunst bezog außer dem 20. auch das ganze 19. Jahrhundert mit ein: Romantik und Klassizismus, Impressionismus und Jugendstil, Expressionismus und Art déco. Dabei verschlossen sie die Augen nicht vor all dem, was außerhalb der vorherrschenden Strömungen entstanden ist, genauso wenig wie sie sich von berühmten Signaturen beeindrucken ließen. Der umfangreiche Bestand an Holzschnitten des deutschen Expressionismus umfaßt beispielsweise nicht nur Blätter der Brücke-Künstler und solcher aus dem Kreis des Blauen Reiters, sondern auch von bisher nicht oder kaum in Erscheinung getretenen Künstlern aus dem gesamten deutschen Sprachgebiet.

Im Aufbau der Sammlung ist eine Struktur sichtbar, die sich an den Ideen der Aufklärung orientiert. Klar voneinander getrennt werden die Abteilungen der Malerei, der Skulptur, der Zeichnung, der Druckgraphik, der Medaillen und Plaketten. Aus jüngerer Zeit datieren die Bereiche des Kunstgewerbes und der Objektkunst.

Die sehr umfangreichen Bestände der Graphik und der Zeichnung können nur in relativ kleiner Auswahl gezeigt werden. Die Photographie, mit insgesamt über 20 000 Werken überaus stark vertreten, wird nur im Rahmen temporärer Präsentationen gezeigt werden können. Den Medaillen und Plaketten wurden eigene Kabinette eingerichtet.

Erst nun in Moyland kann das seit vielen Jahren bei den Sammlern vorhandene Interesse an großformatiger Plastik auch materiell sichtbar werden: Im Schloßpark finden zahlreiche Werke eine feste Bleibe – zumeist von Künstlern, deren künstlerisches Schaffen die Sammler seit Jahren genauestens beobachten –, zu deren Erwerb bisher aber vor allem die räumlichen Voraussetzungen fehlten. Die Sammlung van der Grinten hat einen definitiven Status erreicht: Sie ist mit der Eröffnung des Museums Schloß Moyland aus der Intimität privater Wohnverhältnisse für immer in die Öffentlichkeit eines großen Hauses getragen worden.

Ron Manheim

Die Museumsbibliothek

Die Museumsbibliothek der Stiftung Museum Schloß Moyland ist am unteren Niederrhein die größte Spezialbibliothek zur Kunst. Ihre Bestände basieren auf den ehemaligen Privatbibliotheken Hans und Franz Joseph van der Grintens, die zusammen ca. 40 000 Bände umfaßten.

Thematisch spiegelt sie die Schwerpunkte der Kunstsammlung wider. Künstlermonographien, kunsttheoretische Schriften, Kunstzeitschriften sowie zahlreiche antiquarische Kataloge von den Sezessionsausstellungen aus dem Anfang des 20. Jahrhunderts bis zu den fünfziger Jahren sind zu nennen. Besonderes Gewicht liegt überdies auf der Literatur zur zeitgenössischen Kunst. Das Werk der mit den Sammlern bekannten oder befreundeten Künstler wie beispielsweise Rolf Sackenheim, Erwin Heerich, Rudolf Schoofs, Franz Eggenschwiler, André Thomkins, Hermann Teuber, Georg Meistermann oder Herbert Falken ist in der Bibliothek durch Monographien und Ausstellungskataloge dokumentiert. Widmungen und Namenseinträge machen viele Bücher zu wertvollen Schätzen.

Ein zweiter Schwerpunkt der Bibliothek liegt auf der Literatur zur Kunst- und Kulturgeschichte des Niederrheins. Die Stiftung Museum Schloß Moyland sieht sich als wichtiges kulturelles Zentrum der Region auch zur Pflege dieses Bereiches verpflichtet, wie es im Stiftungsvertrag festgehalten wurde. Neben Monographien zur Geschichte des Schlosses selbst beherbergt die Museumsbibliothek zahlreiche Bücher zu den einzelnen Orten der Umgebung und zu deren Persönlichkeiten, beispielsweise Anacharsis Cloots, der auch für das Werk von Joseph Beuys eine große Bedeutung hatte.

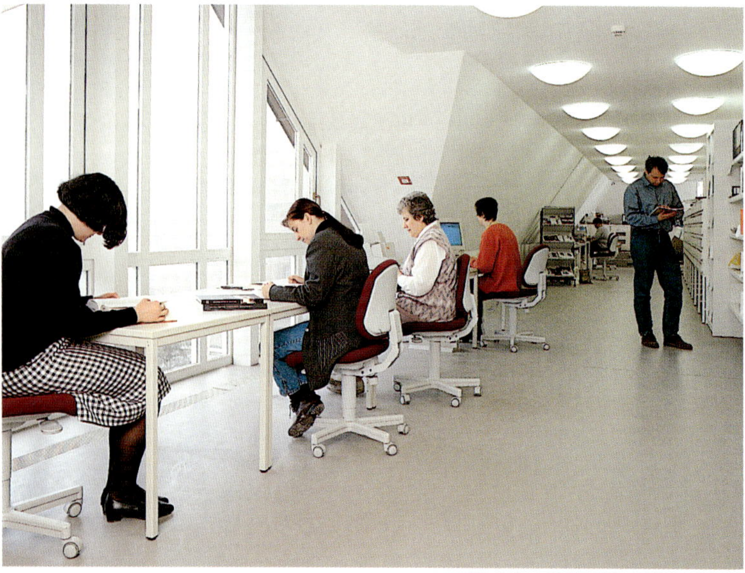

Museumsbibliothek, Blick in den Lesesaal

Zu diesem Grundbestand trat 1995 die etwa 6 000 Bände umfassende Bibliothek des Münchner Kunsthistorikers und Denkmalpflegers Hans Peter Hilger (1927–1995), die durch die vielen Bücher zur Architektur und Denkmalpflege die Museumsbibliothek vorzüglich ergänzt und abrundet.

Aktuelle Literatur wird im Rahmen jährlicher Neuerwerbungen hinzugefügt. Einen wichtigen Teil trägt der regelmäßige Schriftentausch mit etwa hundert Museen und Institutionen in der ganzen Welt dazu bei.

Zusätzlich zu Büchern und Zeitschriften besitzt die Museumsbibliothek eine umfangreiche Zeitungsausschnitts- und Drucksachensammlung zur Kunst. Da dieses Material in vielen anderen Bibliotheken nicht gesammelt wird, bildet es eine für viele Benutzer wertvolle Dokumentation.

Die Museumsbibliothek befindet sich in der 1. Etage der Neuen Vorburg und ist für jeden frei zugänglich. Als Arbeitsbibliothek dient sie den Mitarbeitern der Stiftung. Als Forschungsbibliothek steht sie allen zur Verfügung – dem interessierten Laien ebenso wie dem Journalisten, dem Kunsthistoriker, dem Schüler, dem Studenten etc. Sie ist zugleich eine Präsenz- und eine Magazinbibliothek. Ersteres heißt, daß die Bestände nicht ausleihbar, sondern nur in den Räumen der Bibliothek einzusehen sind. Die Medien sind nach einer eigenen Systematik geordnet im Magazin aufgestellt und werden auf Wunsch vom Bibliothekspersonal zur Benutzung in den Leseraum gebracht. Im Leseraum selbst befinden sich die Nachschlagewerke, aktuelle Neuerwerbungen, die neuesten Ausgaben der abonnierten Kunstzeitschriften und Tageszeitungen. Im Karten- und im EDV-Katalog, die beide nach und nach vervollständigt werden, läßt sich beispielsweise nach Titeln, Personen, Stich- und Schlagworten recherchieren. Dem Benutzer stehen zudem ein Mikrofichelesegerät und ein Kopierer zur Verfügung.

Andrea Joosten

Das Joseph Beuys Archiv

Das Joseph Beuys Archiv wurde am 11. Juli 1990 als Teil der Stiftung Museum Schloß Moyland gegründet und ist seit 1992 als ›Institut an der Kunstakademie Düsseldorf‹ vertraglich mit der früheren Wirkungsstätte von Joseph Beuys verbunden. Als wissenschaftliches Personenarchiv liegt seine Aufgabe im Bewahren, Erschließen und der Präsentation seiner Bestände sowie dem Sammeln neuer Archivalien, die sich auf Joseph Beuys und sein Umfeld beziehen.

Die Archivalien

Der Bestand des Joseph Beuys Archivs spiegelt sich in den einzelnen Archivbereichen wider, die jeweils durch ein Kürzel gekennzeichnet sind. Hier gibt es eine große Zeitungsausschnittssammlung (JBA-Z), eine Drucksachensammlung (JBA-D), eine Rubrik mit Briefen vor allem an Joseph Beuys (JBA-B), eine Abteilung mit Handschriftlichem (JBA-M), einige Videos, Filme und Kassetten (JBA-AV) und einen Bereich für alles Sonstige (JBA-X), wie zum Beispiel Margarinekartons, in denen früher manche Archivalien aufgehoben waren, Ausstellungsbanner, aber auch zahlreiche Zeitschriften und Skripte zu Vorträgen.

Das Archiv bemüht sich, die Aktualität seines Bestandes zu wahren und ständig über den neuesten Kenntnisstand informiert zu sein. Zu diesem Zweck werden weltweit alle Institutionen angeschrieben, die sich in irgendeiner Weise mit Joseph Beuys beschäftigen, sei es bei der Organisation einer Ausstellung oder der Veranstaltung eines Symposiums. Die laufende Vervollständigung des Archivbestandes ist wichtig, am wertvollsten jedoch ist ohne Zweifel der Altbestand an Archivalien. Joseph Beuys sagte über sich selbst, er wäre sicherlich ein leidenschaftlicher Sammler, wenn man beim Sammeln nicht auch verwahren müßte. Somit gab er von 1967 an alle gesammelten Materialien an die Brüder van der Grinten ab. Dies war die eigentliche Geburtsstunde des Archivs. Die von Beuys selbst gesammelten Archivalien machen den großen Teil des ca. 100 000 schriftliche Dokumente umfassenden Gründungsbestandes aus. Dieser wurde von Hans und Franz Joseph van der Grinten mit zahlreichen schriftlichen Zeugnissen aus den frühen Jahren der Freundschaft und auch nach dem Tod des Künstlers mit aktuellen Materialien ergänzt.

Joseph Beuys Bibliothek

Um den Forschern die Arbeit zu erleichtern, wurden die Bücher zu Joseph Beuys aus der allgemeinen Museumsbibliothek ausgegliedert und in den Räumen des Archivs aufgestellt. Die Fachbibliothek umfaßt über 3 000 Monographien, Ausstellungskataloge, Hochschulschriften und zahlreiche Kunstzeitschriften. Auch diese Medien, in vielen verschiedenen Sprachen, stammen zu einem großen Teil von Joseph Beuys selbst – gut zu erkennen an seinen handschriftlichen Markierungen.

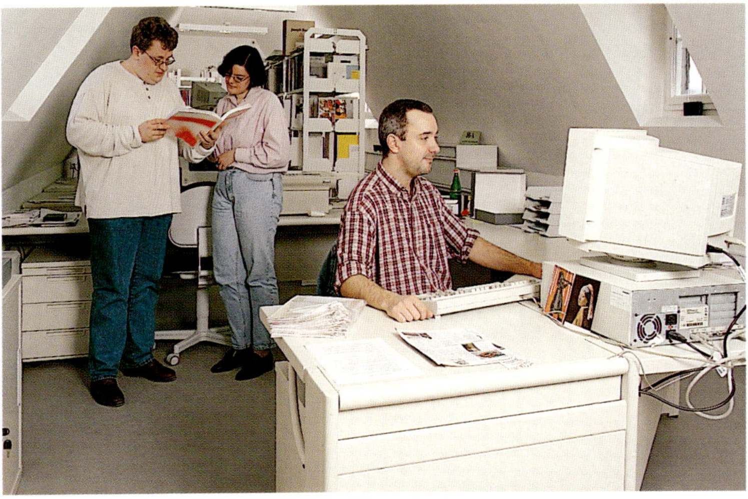

Joseph Beuys Archiv des Landes Nordrhein-Westfalen, Blick in den Benutzerraum

Erschließung der Bestände

Die Erschließung der Bestände erfolgt in den Karteien zu den oben genannten Archivabteilungen und in den Dokumentationsbereichen. Letztere umfassen ein ausführliches Werkverzeichnis (JB-W), eine Joseph-Beuys-Bibliographie (JB-B), ein Ausstellungsverzeichnis (JB-A), ein Photoverzeichnis (JB-F), einen Lebenslauf (JB-L) sowie ein Personenverzeichnis (JB-P), das das Umfeld von Joseph Beuys beschreibt. Die Dokumentationsbereiche werten die eigenen Archivalien aus, gehen jedoch weit über den eigenen Bestand hinaus. So werden im Werkverzeichnis selbstverständlich alle Arbeiten des Künstlers und nicht nur die Werke des Museums Schloß Moyland verzeichnet.

Präsentation der Bestände

Das Joseph Beuys Archiv ist für jeden Interessierten nach Voranmeldung zugänglich. In einem der Dachgeschosse des Schlosses stehen dem Benutzer in einem Leseraum Arbeitstische zur Verfügung. Hier sind auch die meisten Bücher der Joseph Beuys Bibliothek systematisch aufgestellt. Recherchieren kann man sowohl im Karten- als auch im EDV-Katalog.

Andrea Joosten

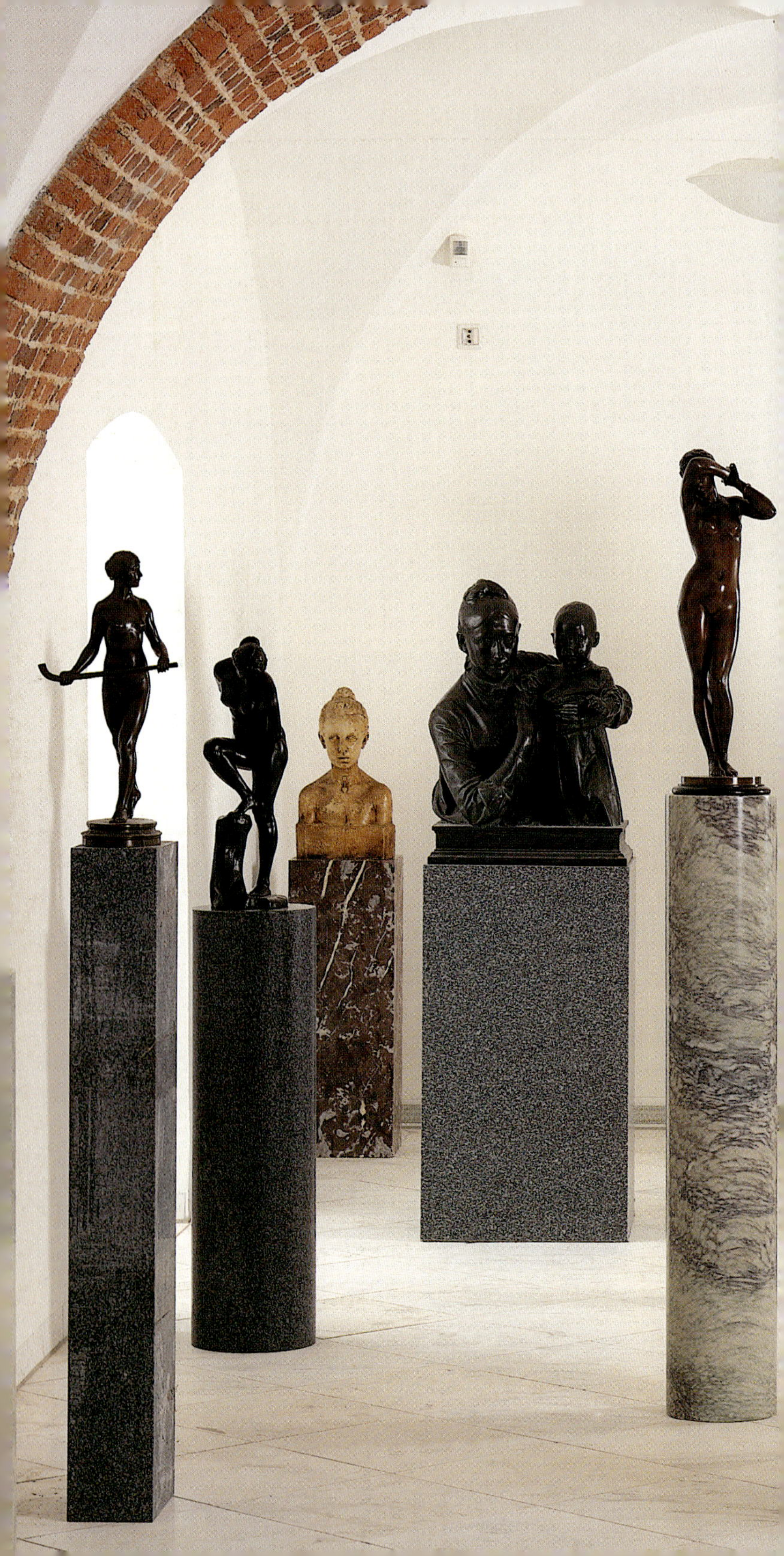

Skulpturen

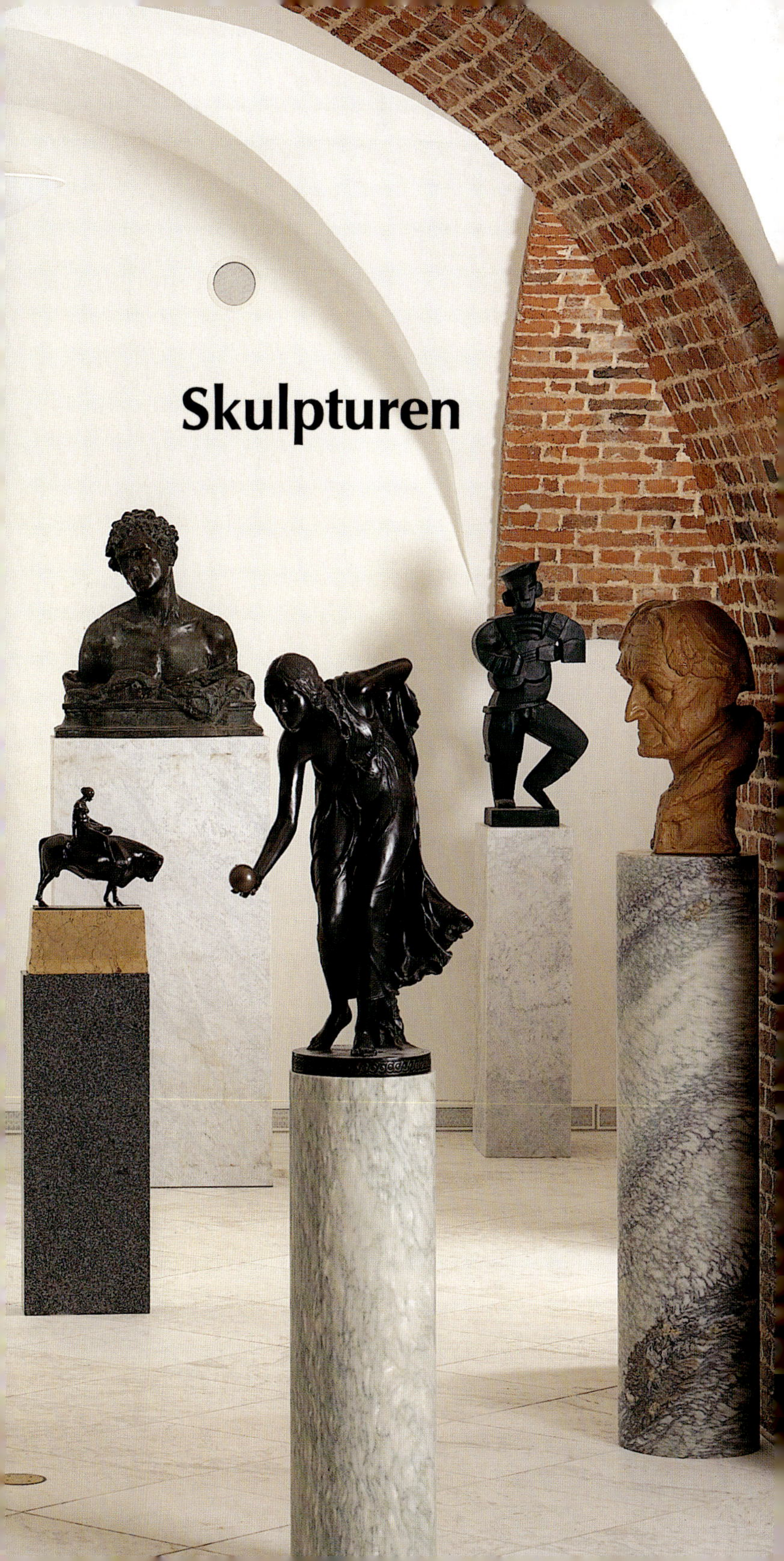

Auguste Bartholdi (1834–1904)
Löwe von Belfort, nach 1880
Ton, gebrannt, glasiert
H 118 cm, B 190 cm, T 60 cm

Auguste Bartholdi erhielt ab den fünfziger Jahren des 19. Jahrhunderts zahlreiche Aufträge für öffentliche Denkmäler und Brunnen, die den Schwerpunkt seines bildhauerischen Werkes ausmachen. Seine Arbeiten finden sich in seiner Heimatstadt Colmar, aber auch in Paris und anderen französischen Städten, in Basel sowie in den USA. Ab 1871 projektierte er in New York sein Hauptwerk, die Freiheitsstatue, die 1886 eingeweiht wurde. Der annähernd lebensgroße Löwe ist in dem für Figuren dieser Größe eher ungewöhnlichen Material Ton gefertigt. Die gelblich-braune Glasur zeigt Anklänge an die Fellfarbe des Tieres, ohne jedoch naturalistisch zu wirken. Von einigen Werken Auguste Rodins gibt es ebenfalls Keramikfassungen. So beispielsweise im Maßstab 1:1 von dem Kolossalkopf Balzacs, den der Keramiker Paul Jeanneney um 1905 ausführte. Die Farbigkeit und Art der Glasur des Löwen kommt der grünlich-braun geflammten Glasur des Balzac-Kopfes sehr nahe. Auf die Entstehung des Tieres in der Umgebung von Paris verweist auch der Manufakturstempel der Tuilerie (Ziegelei) de Choisy-le-Roi.
Der Gestalt des furchterregenden Löwen liegt ein prominentes Vorbild zugrunde: der von Bartholdi geschaffene, 1880 fertiggestellte, kolossale Löwe von Belfort, ein 11 m hohes, 22 m langes, aus rotem Sandstein gefertigtes Monument zur Erinnerung an die Verteidiger von Belfort im Deutsch-Französischen Krieg von 1870/71. Eine verkleinerte Bronzefassung steht auf der Place Denfert-Rocherau in Paris.

BS

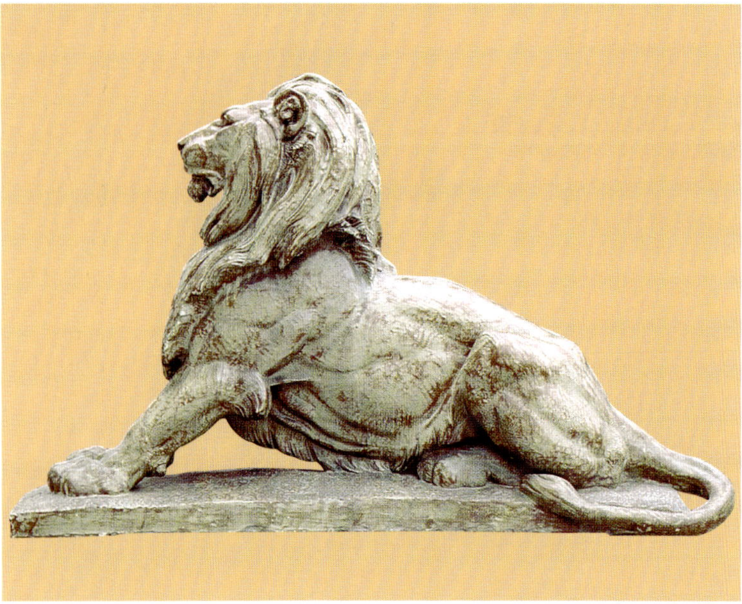

Philippe Wolfers (1858–1929)
Mädchen (Danaïde?), um 1919
Bronze
H 50,5 cm, B 17,5 cm, T 21 cm
Sockel: Marmor
H 15 cm, B 17,5 cm, T 21 cm

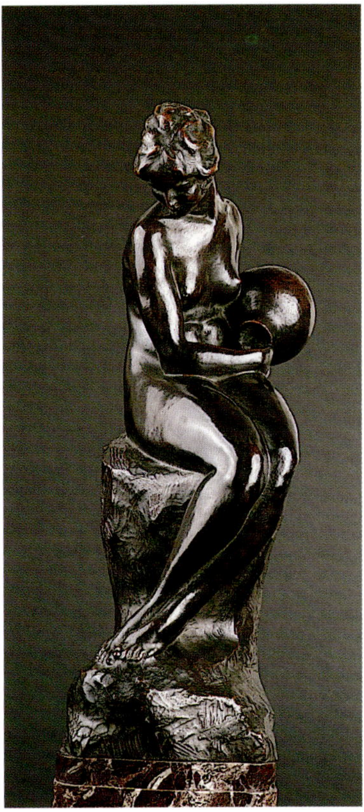

Jugendstil und Art nouveau strebten so sehr zu einer Ganzheit, die alle Bereiche des Lebens stilistisch prägen sollte, daß die schmuckhafte Kostbarkeit ihrer Erzeugnisse im Bewußtsein der Späteren die Grundsätzlichkeit der eigentlich künstlerischen Impulse ornamenthaft überwucherte: die entscheidenden Schritte in die moderne Kunst, den Beginn von Abstraktion und Konstruktivismus. Das mag sich auch darin begründen, daß sehr viele Künstler im Überschreiten ihrer eigentlichen Disziplinen Werke unterschiedlicher Erscheinung, Bedeutung und Dimensionierung geschaffen haben. Philippe Wolfers hat dem entsprochen. Er war einer der feinsten Goldschmiede der Zeit, zugleich aber strebte er als Bildhauer ins Große. Dabei gaben ihm Aufträge Gelegenheit, das Schmucke seiner Feinarbeit ins Monumentale zu steigern.
Das *Mädchen* mit Wassergefäß ist, damit verglichen, klein, und es verzichtet auf alles Beiwerk, ist reine Figur. Mag es auf ein Brunnenkonzept hin entwickelt worden sein, mag es in dieser Motivation nur einer überkommenen plastischen Thematik folgen ohne weiterführende Absichten, es ist für sich und definitiv durchgeformt mit allem Wissen und aller Sensibilität. Die junge Frau sitzt auf einem weich gekanteten Block, ihre Füße ruhen auf dem erhobenen Bodenstück darunter. In fließender Torsion ist sie aus der Achse gerückt, die geschlossenen Beine wenden sich mit den Knien nach links, auch der Rumpf vollzieht die Drehung, und die Arme, die den Krug halten, wenden diese noch weiter auswärts, so daß sich hier fast eine Seitenansicht ergibt. Im Gegenzug ist der Kopf mit gesenktem Antlitz auf die Schulter hin nach rechts gewendet, hebt also die Drehung auf, ohne ihr die Lebendigkeit der Bewegung zu nehmen. Alles hat das Fließende, das das Wasser des Kruges haben könnte.

FJvdG

Jules Lagae (1862–1931)
Mutter und Kind, 1890
Bronze
H 77,5 cm, B 57 cm, T 48 cm

Der Bildhauer Jules Lagae zählt zur mittleren Generation der belgischen Plastik des 19. Jahrhunderts, die, was Lebendigkeit, Fülle und Variationsbreite der Figuration anbetrifft, zu den herausragenden Schwerpunkten bildhauerischen Schaffens in Europa zählt. Dutzende von Künstlern bilden geradezu eine Phalanx der Erscheinungen. Nicht zufällig hat Rodin seine entscheidenden Entwicklungsschritte in Brüssel gesetzt.
Die Gruppe ist plastisch so konzipiert, daß die Halbfigur der Mutter die gesamte Statue des stehenden Kindes umfaßt. Die bis in die Einzelheiten gehende Ausbildung konzentriert sich auf die Volumina der Gewänder, deren Straffung und Ausstülpung viele Einzelmotive der Dreidimensionalität einbringt. Sie bewirken auch einen Gleichklang zwischen der nach rechts geneigten Halbfigur der Mutter und der labilen Vertikalen des stehenden Kindes. Rechts greifen Mutter- und Kindeshand ineinander, links bewirkt die umfassende Gebärde der Mutterhand eine Freistellung des Kinderarms. Die beiden Köpfe richten sich auswärts. Die mütterliche Physiognomie ist einerseits konzentriert und straff, andererseits bewegt vom Körperkontakt mit dem Kind, dessen Gesicht weich und unbestimmt die Ungeprägtheit der kindlichen Frühphase wiedergibt. Gleichwohl ist die übereinstimmende Augenhöhe beider Physiognomien ein wesentliches Element der plastischen Komposition.
Jules Lagae hat in diesem bedeutenden Frühwerk, dessen Marmorfassung bereits 1903 für die immense Skulpturensammlung des Brüsseler Museums erworben wurde, seine junge Frau Léonie, geb. Noulet, und ihren ältesten Sohn Raymond eindringlich dargestellt. Die nicht allzu zahlreichen Halbfigurengruppen der Bildhauerei der zweiten Hälfte des 19. Jahrhunderts sind allesamt angeregt durch die etwa gleichzeitige kunsthistorische Aufarbeitung dieses Figurentyps aus italienischer Renaissance, Spätgotik und Dürerzeit. *HvdG*

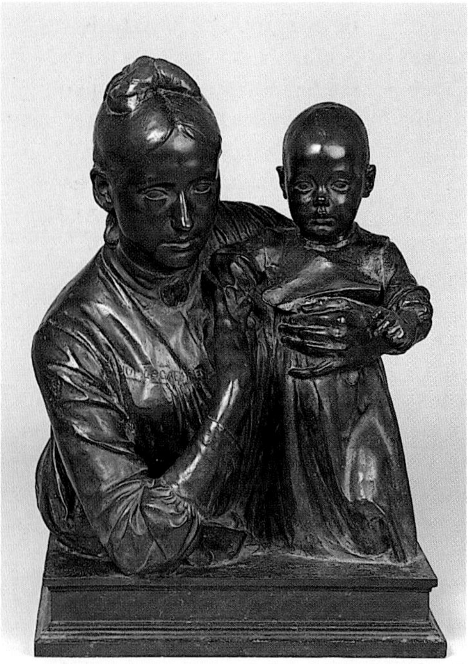

Zuschreibung **Jules Dalou**
(1838–1902)
Stehender Frauenakt, undat.
Bronze
H 65 cm, B 21,5 cm, T 14,5 cm
Standplatte: D 18 cm, H 14 cm

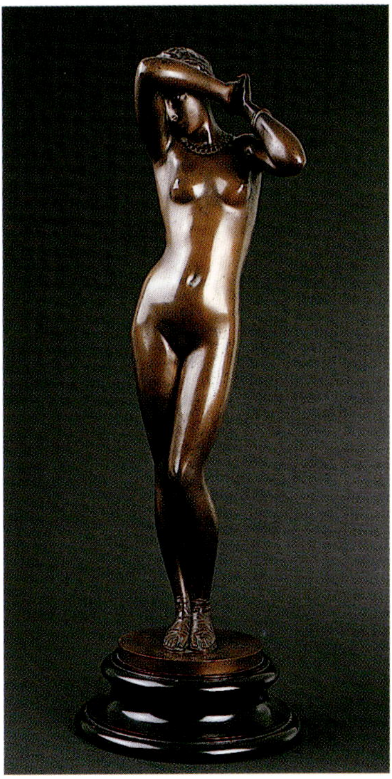

Die Statuette zeigt sich ausnehmend von der klassischen Plastik inspiriert. Nach Schuhtracht und Kopfschmuck zu urteilen, ist eine Römerin wiedergegeben, ihr Haupt leicht zur Seite neigend und ihr Gesicht verdeckend, so als wolle sie nicht erkannt werden. Der Moment des unwillkürlichen Herabsenkens des Kopfes ist zwar unmittelbar am Modell beobachtet, vermittelt insgesamt aber nicht den Eindruck von Lebendigkeit.
Es geht bei dem Akt vielmehr um die Darstellung von vollendeter Schönheit und Anmut im idealen Sinne, weshalb auch der klassischen Vorbildern entlehnte Gesichtstypus favorisiert wurde. Die graziöse Haltung des Körpers und der ruhige, weiche Fluß der Formen erinnern an antike Aphrodite-Statuen aus dem 4. Jahrhundert v. Chr.
Das gesamte klassische Gepräge dient hier zur Verbrämung einer erotischen Neugierde des späten 19. Jahrhunderts, deren Ikone die berühmte Aktdarstellung *Quelle* von Jean Auguste Dominique Ingres war. In großbürgerlichen Kreisen schmückte man die Salons mit sich klassisch gebenden weiblichen Akten, dabei Freizügigkeit suggerierend, obwohl man Nacktheit in anderen Manifestationen als degoutant ablehnte. Auch die Statuette war dazu bestimmt, einer Liebhaberschar präsentiert zu werden. An ihrer Standplatte ist zu diesem Zweck eine Drehvorrichtung angebracht, so daß die Schönheit des makellosen weiblichen Körpers von allen Seiten ungestört in Augenschein genommen werden konnte.
Es ist nicht sicher, ob die Plastik zweifelsohne Jules Dalou zugeschrieben werden kann. Dalou, ein Schüler von Jean-Baptiste Carpeaux, galt als einer der bedeutendsten Bildhauer im Frankreich des ausgehenden 19. Jahrhunderts. Den neubarock-realistischen Stil seines Lehrers führte Dalou zu einem freien Realismus fort, der in seinen späten Ausprägungen soziale Inhalte einbezog. Der *Stehende Frauenakt* entspricht der genauen Formbeschreibung eines Dalou, ist aber von der gezierten Auffassung des Themas her für ihn eher ungewöhnlich. *UB*

Georg Wrba (1872–1939)
o.T. (Raub der Europa), undat.
Bronze
H 29 cm, B 32,5 cm, T 13 cm
Sockel: Marmor
H 15,3 cm, B 28,1 cm, T 10 cm

Obwohl die bekannte Darstellung einer nackten Frau auf dem Rücken eines Stiers normalerweise ›Raub der Europa‹ genannt wird, neigt man hier eher dazu, den Überfallcharakter im Behelfstitel zu vermeiden. Zu ruhig, ja gerade besinnlich ist die Haltung der Frau. Auch der mächtige Stier scheint vom Künstler nicht gerade in wildem Trab überrascht worden zu sein. Mit dem gesenkten Kopf und den nebeneinander stehenden Hinterbeinen vermittelt er eher einen Unwillen, sich fortzubewegen.
Georg Wrba gehörte zu den erfolgreichsten Bildhauern seiner Zeit. Er studierte in München, leitete dann dort die städtische Bildhauerfachschule und war nach einem kurzen Aufenthalt in Berlin von 1907 bis 1930 Professor und Leiter eines Meisterateliers an der Kunstakademie von Dresden. Überaus zahlreich sind die öffentlichen Aufträge, die er für Dresden, München, Leipzig, Hamburg, Berlin, Worms und andere deutsche Städte ausführte. Viele Bronzen gingen jedoch verloren, als sie 1942 dem Krieg geopfert und umgeschmolzen wurden.
Die signierte Bronze wurde laut Inschrift bei C. Leyrer in München gegossen. Ein weiterer Guß befindet sich in der Bremer Kunsthalle.

RM

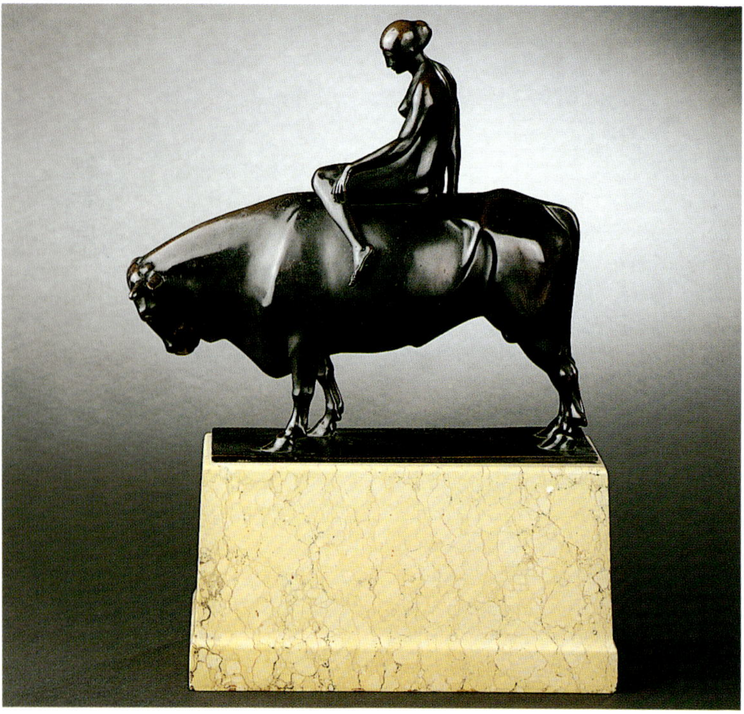

Max Klinger (1857–1920)
Porträt Karl Lamprecht, 1908
Bronze
H 32 cm, B 20 cm, T 21 cm
Sockel: Marmor
H 37 cm, B 19,5 cm, T 11,5 cm

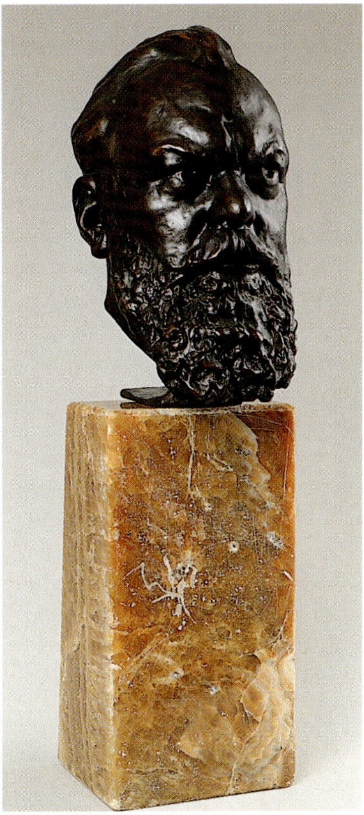

Kaum ein anderer Künstler in Deutschland wurde zu Lebzeiten so verehrt wie Max Klinger, zahlreiche Auszeichnungen, Ehrendoktorwürden und Ordensverleihungen legen ein beredtes Zeugnis davon ab. Große Erfolge in der Öffentlichkeit feierte er vor allem als Bildhauer, seine surreale Motivwelt in der Graphik inspirierte Künstler von Rang wie Alfred Kubin, Max Ernst oder Edvard Munch. Dennoch war Klinger ob seiner Extravaganz umstritten, so schnell wie er zu Ruhm gekommen war, schwand das öffentliche Ansehen wieder dahin. Erst Mitte der sechziger Jahre wurde die außerordentliche Bedeutung seines eigenwilligen Symbolismus wieder erkannt, und Klinger erfuhr nun eine entsprechende Würdigung durch die kunsthistorische Forschung.
Ab 1902 wandte sich Klinger in seinem plastischen Werk verstärkt der Porträtdarstellung zu. Das überlebensgroße Bildnis des Historikers Karl Lamprecht (1856–1915) entstand wohl im Auftrag des Dargestellten. Lamprecht lehrte seit 1891 an der Universität in Leipzig, der Heimatstadt Klingers, und entfachte mit seinen Theorien in der Geschichtswissenschaft einen überaus heftigen Methodenstreit.
Im Porträt Lamprechts geht es nicht so sehr um die Erfassung individueller Gesichtszüge als um die Monumentalisierung des Auftraggebers. Die sehr tiefliegende Augenpartie mit ihrem schwerblütig-strengen Blick und der energisch in den Raum hervortretende, vierkantige Schädel bestimmen den Ausdruck der Bronze. Bemerkenswert ist das delikate farbliche Zusammenspiel von Bronze und Sockel. Klinger legte größten Wert auf die Verwendung kostbarster Materialien und entwarf den Sockel eigens für das Porträt. Drei weitere Abgüsse der Plastik befinden sich im Leipziger Museum der Bildenden Künste (dort auch der Gips), in den Städtischen Kunstsammlungen Chemnitz und in Privatbesitz.

UB

Gerhard Marcks (1889–1981)
Hockende, 1928
Zementguß
H 58 cm, B 55 cm, T 48 cm

Die weibliche Gestalt sitzt auf einer Plinthe breit auf. Schulter, Hals und Kopf sind dergestalt vorgeneigt, daß die Nackenlinie horizontal verläuft. Der zur Seite geneigte Kopf mit weich anliegendem Haar ist an die Innenfläche des rechten Knies geschmiegt. Gesichtszüge, Brüste, Nabel, Zehen und Finger sind zwar vereinfacht, aber mit außerordentlicher Feinfühligkeit modelliert. Der Kontrast zwischen dem grobkörnigem Zementvolumen und der sinnenhaften Epidermis ist ein Ausdruckselement, das in Marcks' Werk Seltenheitswert hat.
Marcks' *Hockende* entstand in einer Umbruchphase des Bildhauers, der nach Jahren straffer Formalisierung sich in besonderer Weise der gefühligen Wärme der Körperoberfläche überließ. Eigentümlich bleibt, daß der Künstler hier den Zementguß für die definitive Form der Arbeit wählte, eine Verfertigungsweise, die besonders auf lapidare, im Formprogramm reduzierte Resultate gerichtet ist. Die Skulptur zählte stets zum Atelierbestand und gelangte 34 Jahre nach ihrer Entstehung als Geschenk des Künstlers in die damals private Sammlung van der Grinten. Nicht ohne Anlaß: sie besiegelte den zehnten Jahrestag des freundschaftlichen Gedankenaustausches, der 1952 zwischen ihm und den beiden Sammlern seinen Anfang genommen hatte. *HvdG*

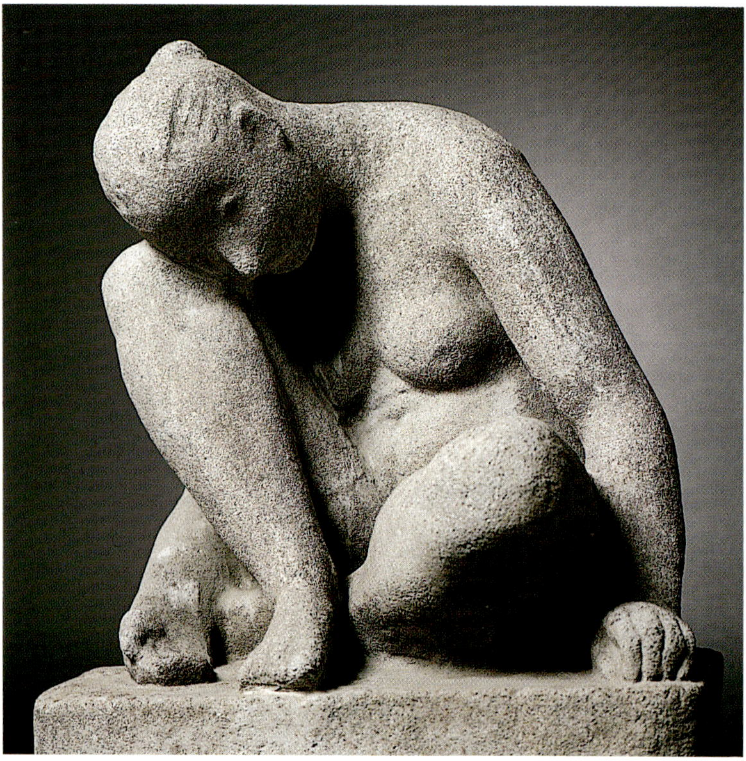

Ewald Mataré (1887–1965)
Kleine liegende Kuh I, 1936

Terrakotta, rötlicher Scherben, aus einem luftgetrockneten Tonstück herausgeschnitten, engobiert und mit dem Achat poliert

H 8 cm, B 21 cm, T 10 cm

und die daraus gewonnenen Erkenntnisse flossen ein in eine vom Detail abstrahierende Formensprache, die alles Unwesentliche außer acht ließ und im Laufe der Jahre das Körpervolumen der Plastik mehr und mehr reduzierte.

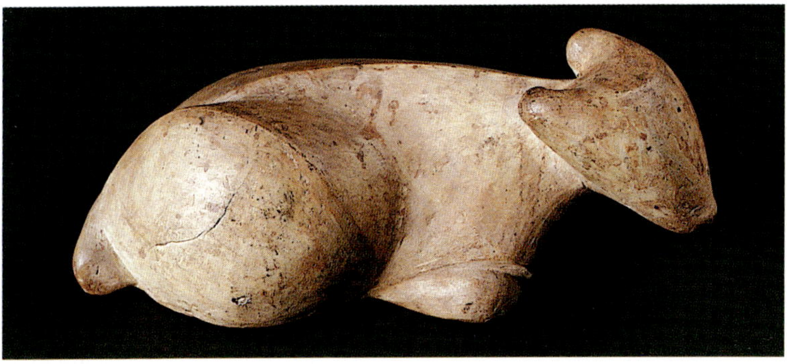

Von ungefähr 1922/23 bis Ende der vierziger Jahre halten Tierskulpturen die zentrale Stellung im Werk Ewald Matarés. Zunächst wurden sie von ihm aus Holz geschaffen, dem wichtigsten Werkstoff für Mataré, später aus anderen Materialien wie Bronze oder Ton. Sie sind ein ebenso unverkennbarer wie ungemein schöpferischer Beitrag zur deutschen Plastik im 20. Jahrhundert. Mataré beschränkte sich auf Vorbilder aus der vertrauten Tierwelt: Stiere, Katzen, Schafe, Pferde, Hühner, Hähne und sein bevorzugtes Motiv, die Kuh. Sie galt ihm als reinste Verkörperung des Kreatürlichen, als Sinnbild des natürlichen Daseins. Dabei interessierte ihn weniger die Bewegung oder äußere Erscheinung eines einzelnen Lebewesens, er war vielmehr darum bemüht, mehr über das Wesen des Tieres zu erfahren. Intensivstes Naturstudium war deshalb Grundlage seiner künstlerischen Arbeit,

Die *Kleine liegende Kuh* gelangte durch Joseph Beuys, den wohl berühmtesten Mataré-Schüler, in die Sammlung van der Grinten. Kaum handgroß, ruht das Tier auf dem Boden, den Kopf leicht angehoben. Nur im Bereich der Hüfte ergibt sich eine Anmutung von kraftvollem Volumen, sonst ist der Körper schlank durchgebildet. Ihr Kopf ist nicht im gleichen Maße abstrahiert wie der Rumpf: Hier zeigt sich noch ein Rest von Detailfreudigkeit, der im Kontrast steht zur eleganten, formvollendeten Linienführung in der Rücken- und Hüftpartie. Dennoch ordnet sich auch der Kopf der geschlossenen Umrißlinie unter, so daß der Skulptur ein besonderes Maß an Ruhe und Introversion zukommt. Mataré beabsichtigte, wie er selbst einmal sagte, das Liegen »als solches« zu analysieren und mit seinen Werken künstlerisch nachzubilden. Da sie kein Abbild der Natur mehr ist, fehlt der Plastik auch eine konkrete Standfläche, die sie mit der Erde wieder in greifbare Beziehung setzen würde. Man muß sie in die Hand nehmen, an die Wand nageln können – so Mataré –, immer soll die Skulptur Ausdruck des Liegens an sich sein. In ihrer Konzentration auf die Wesenhaftigkeit des Tieres und die geistige Durchdringung seiner typischen Merkmale wird die kleine Tierplastik zum Zeichen, mehr noch, für den Künstler selbst wird sie zum Fetisch.

UB

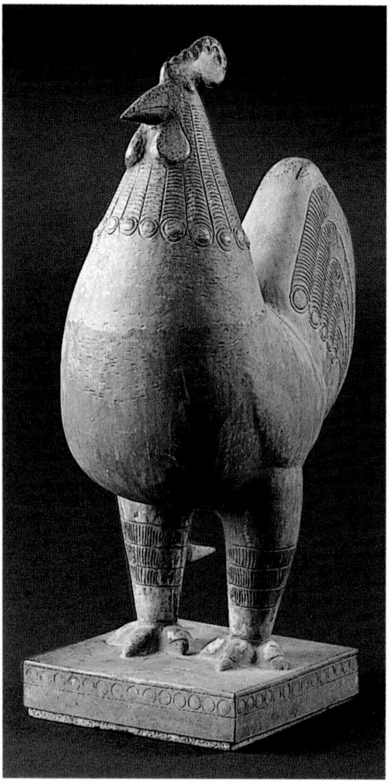

Joseph Jaekel (1907–1985)
Hahn, 1956–59
Kupfer, getrieben und ziseliert
H 65 cm, B 22 cm, T 42,5 cm

Fast unmerklich wendet der standfeste Hahn den Kopf um wenige Grad. Diese geringe und den Stolz der Haltung nicht im geringsten beeinträchtigende Drehung bewirkt eine aussagekräftige Dynamisierung der ansonsten eher statischen Skulptur. Die Figur wurde, inklusive des Sockels, aus Kupfer getrieben, allerdings in gesonderten Teilen, die zum Schluß zusammengesetzt wurden. Nahtstellen finden sich zum Beispiel dort, wo der Hals in den Rumpf übergeht, und oberhalb der schweren Füße. Diese Tierfigur ist Teil eines umfangreichen Bestandes an Werken von Joseph Jaekel, die die Witwe des Künstlers dem Museum überlassen hat. Eine Anzahl der größeren Objekte, wie das sich sonnende *Mädchen auf der Brücke*, fanden in unmittelbarer Nähe der Gebäude oder im Schloßpark einen festen Platz im Freien.
Jaekel studierte an den Kölner Werkschulen bei Hans Wissel, bei dem er das Treiben aus Metall lernte, und ließ sich 1930 in Köln als freier Bildhauer nieder. Nach dem Zweiten Weltkrieg schloß er sich der Rheinischen Künstlergemeinschaft an. 1947 wurde er als Leiter der Klasse für Metallbildnerei an die Kölner Werkschulen berufen, wo er bis 1974 tätig war, ab 1972 als Dekan des Fachbereichs Kunst und Design der Fachhochschule Köln.

RM

Erwin Heerich geb. 1922
lebt in Meerbusch
Kubischer Kopf, 1959/60
Kartonpappe
H 30 cm, B 21,5 cm, T 21,5 cm
Grundplatte: D 21,5 cm

In formaler Hinsicht besteht die Plastik *Kubischer Kopf* von Erwin Heerich aus einem schräg geneigten Würfel, der in einem Prisma verkantet ist. Erst mit dem Drehen der Plastik und dem Gewahrwerden der Neigung des Würfels ergibt sich die Assoziation zur Darstellung eines ›Kopfes‹, dessen ›Hals‹ durch das gerade, dreiseitige Prisma gebildet wird. Das ›Eindringen‹ des Würfels in das Prisma erzeugt ein vermeintlich subjektives Moment der Spannung und Dynamik, das auf den ersten Blick als Widerspiel von Kopf und Hals erscheinen mag, sich dann aber doch im gesamten harmonischen, von Maß und Zahl geprägten Ordnungsschema der Komposition auflöst.
Die auf wenige Grundelemente des Gestaltens reduzierte Skulptur ist ein Versuch, plastische Form als Ergebnis mathematischer Gesetzmäßigkeiten erfahrbar zu machen, bar jeder Subjektivität oder Improvisation. Das geometrische Gefüge des Ganzen gibt jedoch keine allzu starren Grenzen vor, läßt im Gegenteil reichen Spielraum zur phantasievollen Kombinatorik.
Heerich, wichtigster Protagonist einer rationalen, analytischen Haltung in der deutschen Plastik, sieht die Ausfertigung einer Arbeit aus geknickter und geklebter Kartonpappe als vollgültiges Kunstwerk an, obwohl es in seiner Fragilität und im Verhältnis zu traditionellen bildhauerischen Materialien wie Holz, Bronze oder Marmor als provisorisch oder gar ›ärmlich‹ erscheinen mag. Seit Beginn der sechziger Jahre arbeitet Heerich mit Kartonpappe, wobei einige seiner Plastiken zusätzlich in Metall oder Stein verwirklicht wurden. Durch sorgfältige zeichnerische Erfassung werden die Arbeiten vorbereitet. Die erste Ausstellung seiner Kartonplastiken fand 1964 im Hause van der Grinten in Kranenburg statt.

UB

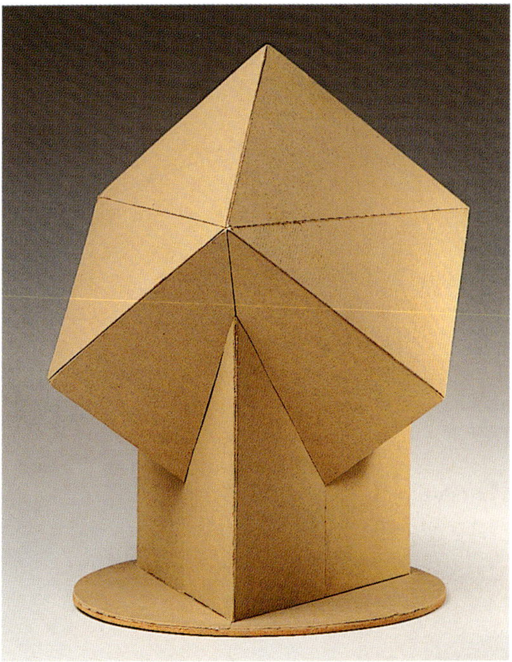

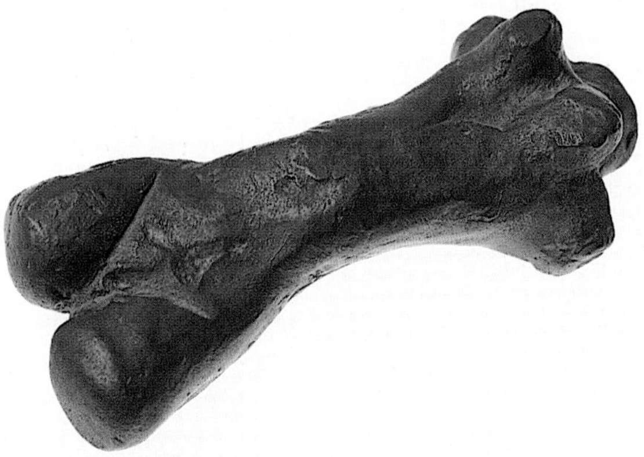

Franz Gutmann geb. 1928
lebt in Stohren (Obermünstertal)
Weiblicher Torso, 1970
Bronze
L 9,5 cm, B 4 cm, T 3cm

Aus der bäuerlichen Handwerkstradition des Schwarzwaldes erwachsen, hat Franz Gutmann die Bildhauerei bei Wilhelm Gerstel im klassischen Sinne und bei Ewald Mataré unter einem Blickwinkel studiert, der die ornamentale Ausdrucksqualität auch der früheren Stilformen und der exotischen Kunst erneuernd fruchtbar machte. Sein Werk ist im ganzen aus einer Synthese beider Erfahrungen erwachsen. Sein Wissen von den Bedingungen des Geräthaften hat ihn bedeutende Werke dienstbarer Kunst schaffen lassen, Altäre, Taufen, Portale, aber vor allem Brunnen, die in ihrer Funktion und dem Spiel, das sie entwickeln, ganz vom Wasser bestimmt sind. Thematisch umfaßt seine Arbeit das Religiöse sowohl wie das Erotische in der Selbstverständlichkeit, die sich aus der Tradition der ländlichen Lebensumstände ergibt.
In allen Techniken und mit allen Materialien plastischer Arbeit befaßt, bevorzugt er, vor allem da, wo er für sich schafft, die Holzbildhauerei. Hat er manche seiner Metall- und Steinplastiken in hölzernen Modellen vorbereitet, so steht doch am Anfang all seiner plastischen Arbeit, abgesehen von zeichnerischen Überlegungen, das Modellieren mit Ton. Auch die Holzfiguren werden meist derart konzipiert. So ist dieser kleine Bronzetorso, nach dem Tonmodell gegossen, weniger im Zusammenhang mit einer definitiven Arbeit in Metall zu sehen als mit den großen hölzernen Torsi. Der schlank gerundete Rumpf verbindet wie eine sich ausspannende Brücke die ausladendere Gewichtigkeit von Hüfte und Beinansatz einerseits und Schulter, Arm- und Halsansatz andererseits und bringt sie in das Gleichgewicht eines trotz torsohafter Vorlage geschlossenen Körpergebildes.

FJvdG

Kubach-Wilmsen
Anna-Maria Kubach-Wilmsen, geb. 1937
Wolfgang Kubach, geb. 1936
leben in Bad Münster am Stein

Altstadtpflaster Saarbrücken St. Johann, 1978
Belgischer Granit
H 9,3 cm, B 6,6 cm, L 12,8 cm

Größer noch als der Gegensatz zwischen Stein und Baum, Anorganischem und Gewachsenem, ist der zwischen Stein und Buch, dem Unbeweglichen und dem Behälter des menschlichen Geistes. Die Steinbücher von Kubach-Wilmsen wechseln, je nach Größe und Steinart, von der Strenge gestapelter, gleichförmiger Einbände zu fast lebenden Gebilden, aus denen die bedruckten Seiten hervorzuquillen scheinen. Bei vielen Büchern führen die Adern des Marmors ein eigenes, von den gestalterischen Eingriffen fast unabhängiges Leben. Hier beim schlichten, unscheinbaren Pflastersteinmaterial, dem belgischen Granit, gibt das Buch seine Materialqualität erst beim Anfassen und Hochheben richtig preis, da die glänzende Schwärze zunächst an Leder denken läßt. Nicht nur Bücher schaffen die seit dem Studium in München 1959–65 Unverbrüchlichen: Es entstehen monumentale Bögen und Säulen, mit dorischen Kannelüren, Spiralen oder Einschnürungen; auch gefaltete Zeitungen oder zart-dünne Briefumschläge finden sich unter den Steinerzeugnissen. Die verwendeten Steinarten kommen buchstäblich aus aller Welt: russischer Labrador, Marmor aus La Spezia, südafrikanischer und brasilianischer Granit oder römischer Travertin. *RM*

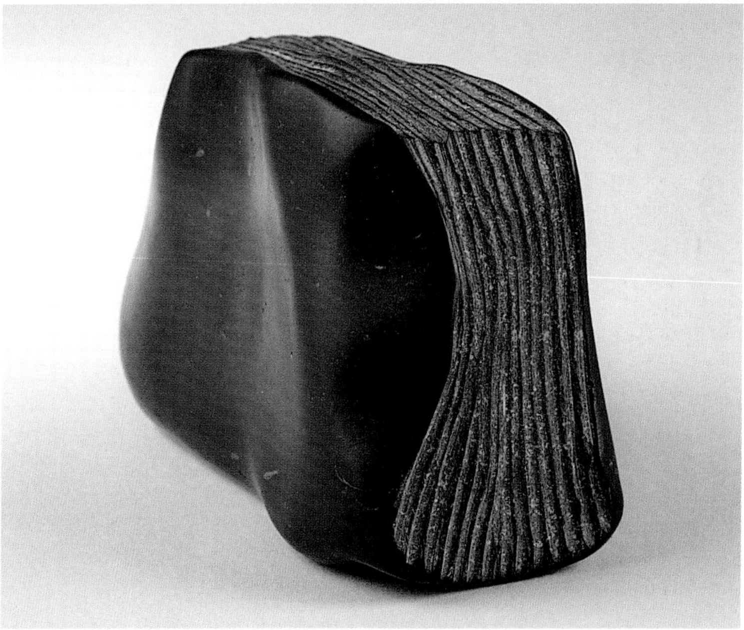

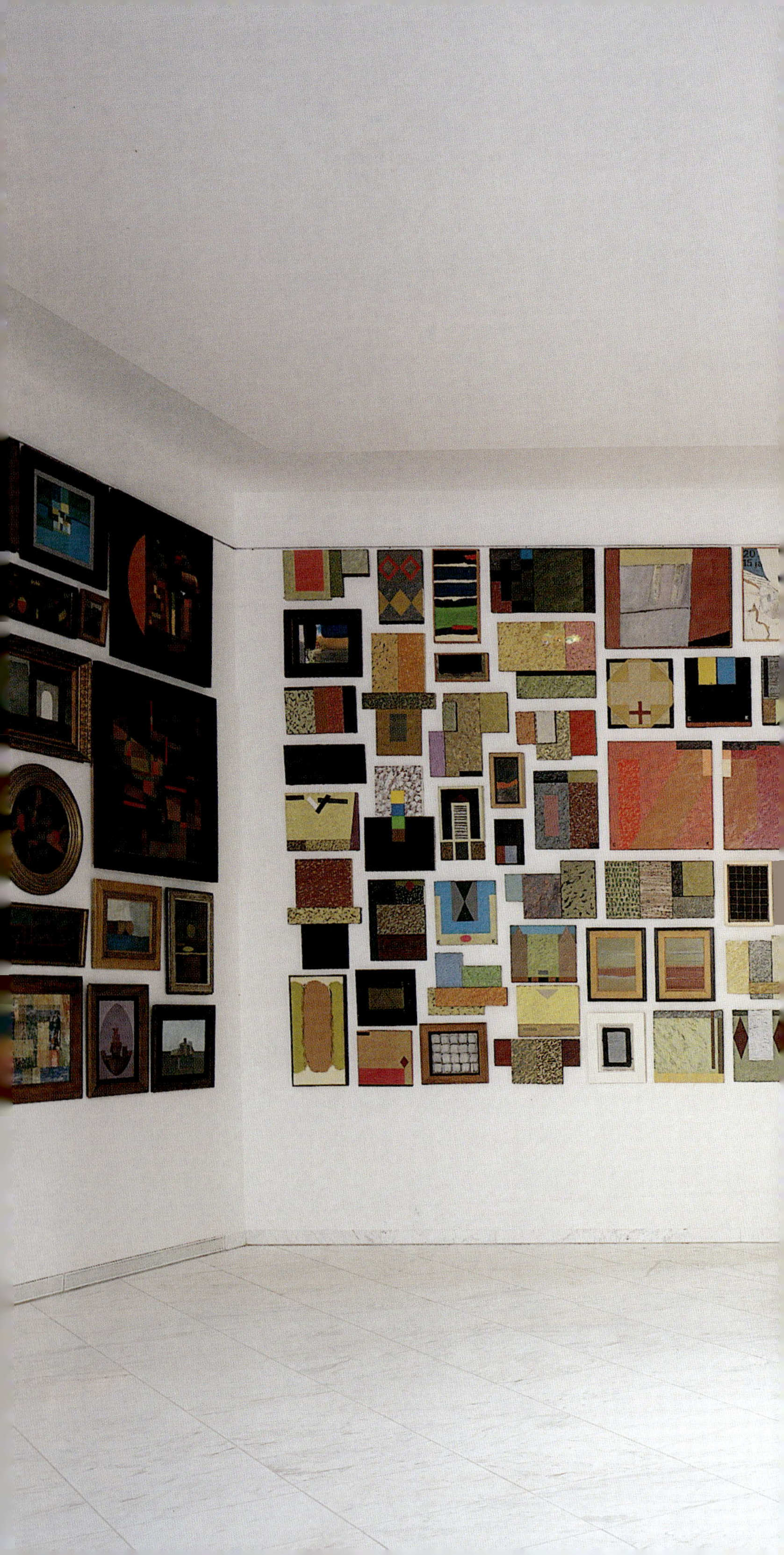

Gemälde
Zeichnungen

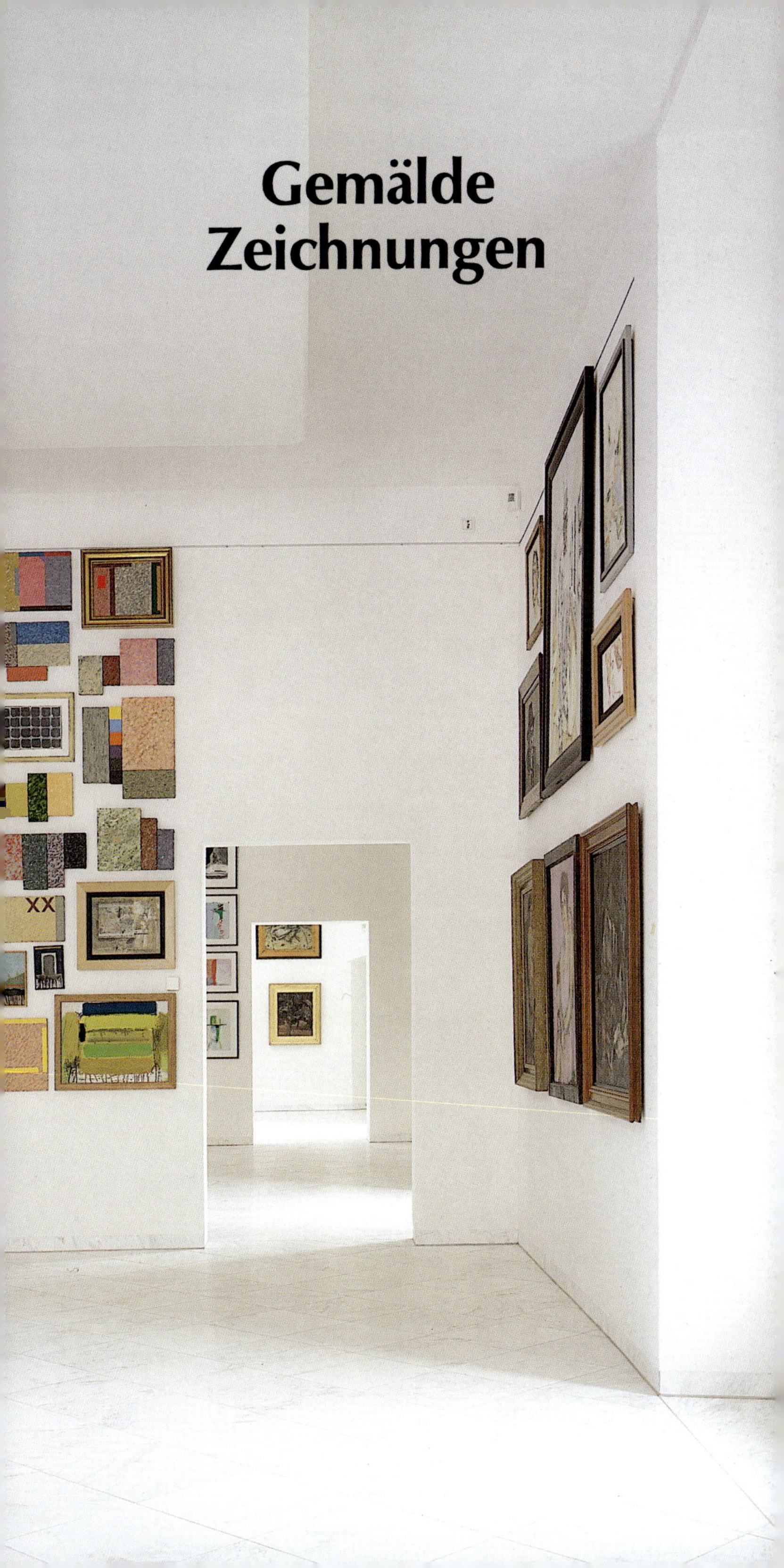

Piet Mondriaan (1872–1944)
Obstbäume, um 1910
Öl auf Malkarton
58,5 x 48,5 cm

Im Lebenswerk Mondriaans gibt es nicht nur die von der Tonigkeit der niederländischen Landschaftsmalerei über Jugendstil, Luminismus, Expressionismus, Kubismus zum strengen Bildbau horizontal-vertikaler Kompositionen führende Entwicklungslinie. Im Verlauf der einzelnen Stilprägungen ereignen sich vielmehr immer wieder Rückgriffe auf voraufgegangene Stadien. Der Landschaftsraum ist indessen von großer Dominanz in seinem Werk. Daher wird auch einleuchtend die schrittweise Erarbeitung eines abstrakten Kompositionsgefüges aus dem Sujet eines alten knorrigen Apfelbaums in den Jahren nach 1910. Bis zu dieser Zeitschwelle finden sich in Mondriaans Œuvre große Landschaftsbilder, in denen gewissermaßen die Summe zahlreicher spontaner, flüssig gemalter Vorstudien gesammelt erscheint. Wahrscheinlich im Grenzbereich zwischen diesen klassisch geschlossenen Landschaftsbildern und dem Beginn der Abstraktionsübungen der Apfelbaum-Werkreihe wird das hier vorgestellte Bild entstanden sein. Ein nicht datiertes Skizzenbuch voller hochformatiger Studien nach blattlosen Bäumen überliefert ähnliche Astformen, wie sie auf unserem Bild hervorgehoben sind. Der malerische Duktus des Werkes ist sehr entschieden und nachdrücklich, was den Aufbau der Komposition angeht, vermittelnd, was die Einbringung von Blattwerk betrifft.

HvdG

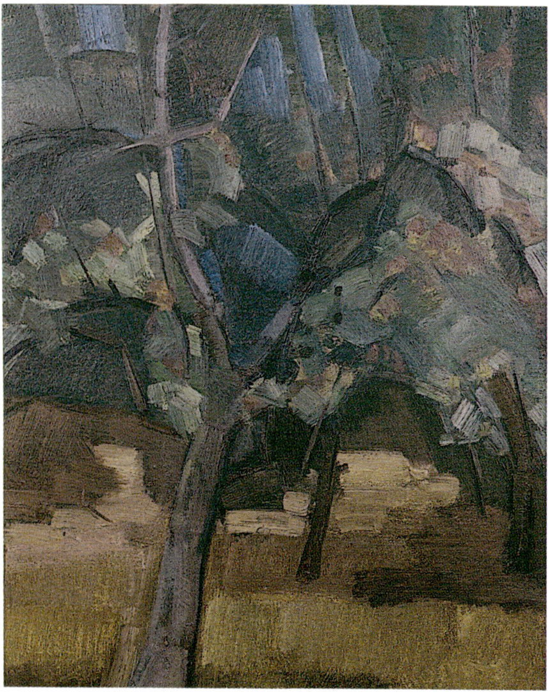

Emmy Lischke
(1860–1919)
Ufer bei Quiberon (Bretagne), 1910
Öl auf Pappe
49,4 x 62,4 cm

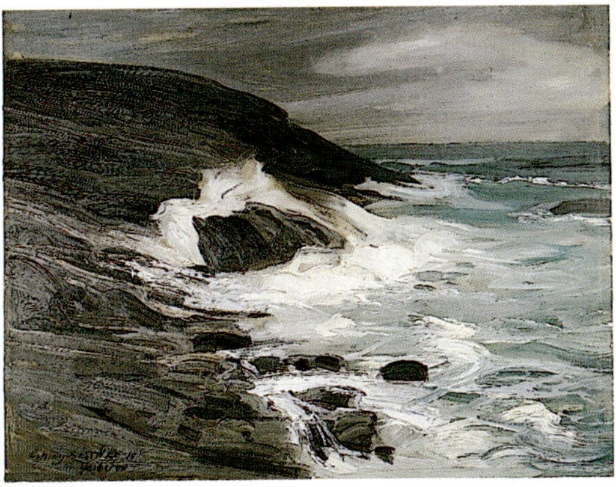

Kaum oder gar keine Auskunft geben die einschlägigen Biographien und Lexika über das Leben der Malerin Emmy Lischke, was jedoch nicht verwundert, da viele begabte Malerinnen des 19. Jahrhunderts heutzutage weniger bekannt sind. In Wuppertal wurde Emmy Lischke im Stadtteil Elberfeld geboren; sie studierte in Düsseldorf, danach ab 1887 in München. Da die offiziellen Akademien, abgesehen von Kassel und Frankfurt/M., Frauen im 19. Jahrhundert nicht zum Studium zuließen, ist anzunehmen, daß Emmy Lischke ihre Ausbildung entweder an einer privaten Mal- und Zeichenschule oder bei Privatlehrern genoß. Frauen wurde damals zwar zugestanden, sich aufgrund eigener Liebhabereien mit den Künsten und den Wissenschaften zu beschäftigen, gewissermaßen zu ›dilettieren‹, eine professionelle oder akademische Ausbildung mit dem Ziel einer selbständigen Erwerbstätigkeit blieb ihnen jedoch bis 1919 grundsätzlich verwehrt.
Um so bemerkenswerter das Sujet, dem sich Emmy Lischke widmete. Sie bevorzugte selbstbewußt das nur wenig öffentliche Anerkennung versprechende Landschaftsfach moderner Prägung, die Freilichtmalerei, anstatt sich auf die für Frauen typischen Porträts oder Stilleben zu beschränken. Wie ihre zahlreichen Bilder mit maritimer Thematik beweisen, hat sie intensiv richtungsweisende Tendenzen der französischen Malerei, darunter vor allem das Vorbild Gustave Courbet, aber auch die Meeresbilder Max Liebermanns studiert. Von ihnen ausgehend, kommt sie zu ganz eigenständigen Lösungen, die meisterhafte Beobachtungen atmosphärischer Stimmungen sind. So auch im Bild *Ufer bei Quiberon*, das den sturmverhangenen Nachmittag am Atlantik mit dramatischen Hell-Dunkel-Effekten und kräftigem Pinselgestus einzufangen sucht. Unmittelbar vor der Natur beobachtet sind die anbrandenden Wogen, ihre ungestüme Kraft, die schäumende Gischt und das Oszillieren der Fluten von hellgrünen bis zu tiefen, dunklen Tönen. Dieser Augenblick am Meer ist nicht nur impressionistisch aufgefaßt, wie man auf den ersten Blick vermuten möchte. Er ist vielmehr ein Ausschnitt der Unendlichkeit und zeugt von Faszination und Ehrfurcht vor den Naturgewalten.

UB

Hermann Teuber (1894–1985)
Palais de la Légion d'Honneur, 1953
Öl auf Pappe
68 x 96,5 cm

Der Dresdner Hermann Teuber, Schüler u.a. von Karl Hofer an der Berliner Kunsthochschule und einer der profiliertesten deutschen Maler der Zwischenkriegszeit, siedelte wegen des zunehmenden Bombardements auf Berlin 1943 nach Kalkar über. Bis zu seiner 1950 erfolgten Berufung auf eine Professur für Druckgraphik an der Hochschule der Künste in Berlin war er dort ansässig. Elf Jahre unterrichtete er in Berlin, seinen Lebensabend voller Produktivität verbrachte er in Oberbayern und München. Für die Brüder van der Grinten wurde er ab 1948 zu einem richtungsweisenden Anreger ihrer Sammeltätigkeit. Er war es, der ihnen riet, von einem Künstler nicht einzelne Werke, sondern ganze Werkgruppen zu sammeln, er machte sie auf Joseph Beuys und Rudolf Schoofs aufmerksam.
Das Gemälde *Palais de la Légion d'Honneur* entstand als Reflex auf einen vierwöchigen, fruchtbaren Parisaufenthalt. Dargestellt ist das 1782-84 errichtete, an der Seine gelegene Hôtel de Salm, seit 1804 Sitz der Kanzlei der von Napoleon ins Leben gerufenen Légion d'Honneur. Teuber zeigt von der klassizistischen Anlage eine eher unspektakuläre Ansicht: die beiden unterschiedlich hohen, in kühlen, matten Blaugrau-, Grau- und Gelbtönen gehaltenen seitlichen Gebäude. Die Gartenfront des Hauptflügels hingegen mit ihrem von einem Segmentgiebel bekrönten Portal und runden Nischen erscheint am linken Bildrand verschattet und stark verkürzt. Die Darstellung wird geprägt von einer Atmosphäre der Stille und der Konzentration auf das Wesentliche, die für Teubers Werk charakteristisch sind.

BS

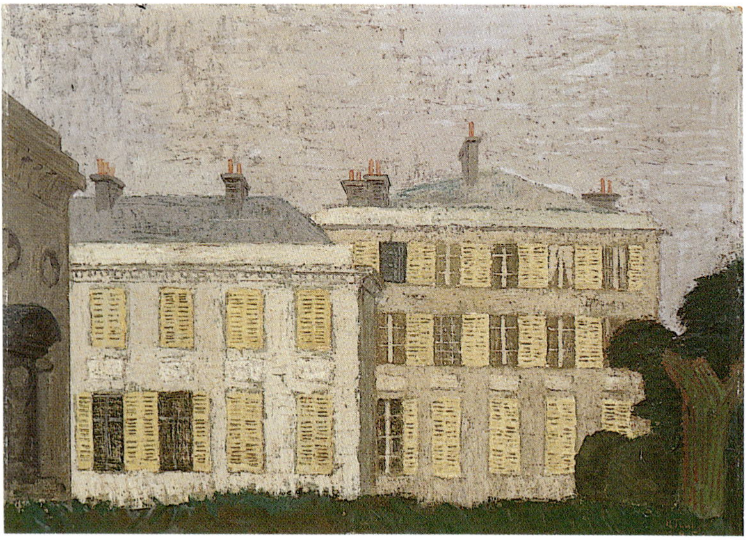

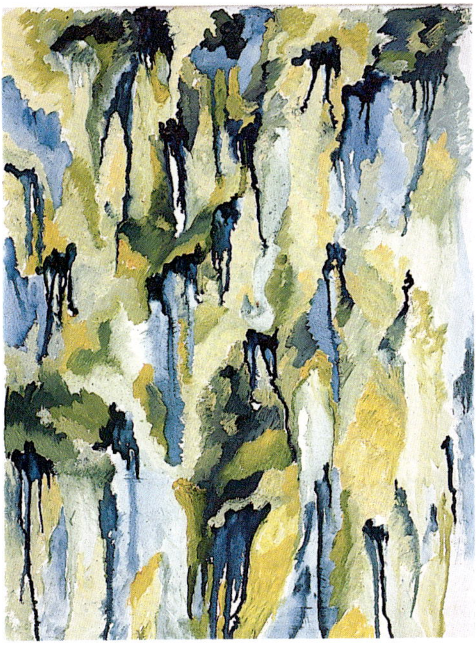

Margarete Meier geb. 1929
lebt in Lage/Lippe
o.T. (Tropfenbild), 1955
Öl auf Hartfaserplatte
45,8 x 34,3 cm

Das Bild gehört zu einem relativ kleinen Bestand an Werken in der Sammlung van der Grinten, die der deutschen informellen Malerei zuzurechnen sind. Das *Tropfenbild* spiegelt die intensive Auseindersetzung mit den Möglichkeiten des Spontan-Unfigürlichen wider, das damals viele Künstler beschäftigte. Etwa zwei Jahre vor dem Entstehen dieses Bildes war in der Zeitschrift ›Schri Kunst Schri‹ ein Aufsatz des Künstlers Heinz Trökes erschienen, in dem zum ersten Mal in deutscher Sprache auf den in Paris verstorbenen Künstler Wols hingewiesen worden war. Für Margarete Meier wie für viele andere Künstler bildete dieser Text einen wichtigen Ansporn, eigene Versuche auf dem Gebiet der Abstraktion zu unternehmen.
Im Entstehungsjahr des Werkes zeigte Margarete Meier, die Anfang der fünfziger Jahre an der Evangelischen Akademie für Lehrerbildung in Bielefeld bei Willi Pramann studiert hatte, eine Reihe von diesen *Tropfenbildern* auf einer Ausstellung in Emmerich, die der Kunst des Niederrheins gewidmet war und an der sich auch die Brüder van der Grinten mit eigenen Arbeiten beteiligten. Ihre Bilder wurden seitdem nur selten gezeigt. In der Moyländer Sammlung befinden sich außer einer Reihe der frühen *Tropfenbilder* zahlreiche Beispiele aus den darauffolgenden Werkphasen, darunter vor allem viele lyrische Blumenstilleben.

RM

Johann Peter Heek (1934–1994)
Bärenkopf, undat.
Öl auf Hartfaserplatte
71,5 x 85,5 cm

Jung mit dem Tun künstlerischer Freunde in Berührung gekommen, begann Johann Peter Heek selbst zu malen, bevor er bei Gerhard Kadow Bildweberei studierte und eine Werkstatt aufbaute, die neben eigenen Entwürfen auch solche von anderen angesehenen Künstlern als Gobelins oder Knüpfteppiche ausgeführt hat.
Seine Malerei, aus einem sich differenziert entwickelnden Sinn für Proportion und Farbklang erwachsen, war von vornherein ungegenständlich, erst spät geriet die Landschaft ins Blickfeld seines Interesses.
Der *Bärenkopf* – dieser Titel ist aus den formalen Gegebenheiten assoziiert – ist frontal dem Betrachter zugewandt. Er erhebt sich aus einer wellenförmigen Horizontlinie, die man als Schulter interpretieren kann. Ihr entspricht oben eine breit schwingende Kuppelform als Abschluß der Kopfes, der freilich schon in das Dunkel des Hintergrundes zurückweicht. Zwei rundliche Partien an ihren beiden Enden heben sich körperlich hervor wie die Ohren eines Bären, könnten ihrer hellen Zentren wegen aber auch als Augen aufgefaßt werden. Im Austausch werden Nähe und Ferne in ihr Gegenteil verkehrt. Exemplarisch geradezu sind in einer hervorgehobenen hellen Flächenform ein Blaugrün, ein Rotbraun und ein moduliertes Weiß ganz nach vorn auf eine gemeinsame Ebene gebracht.

FJvdG

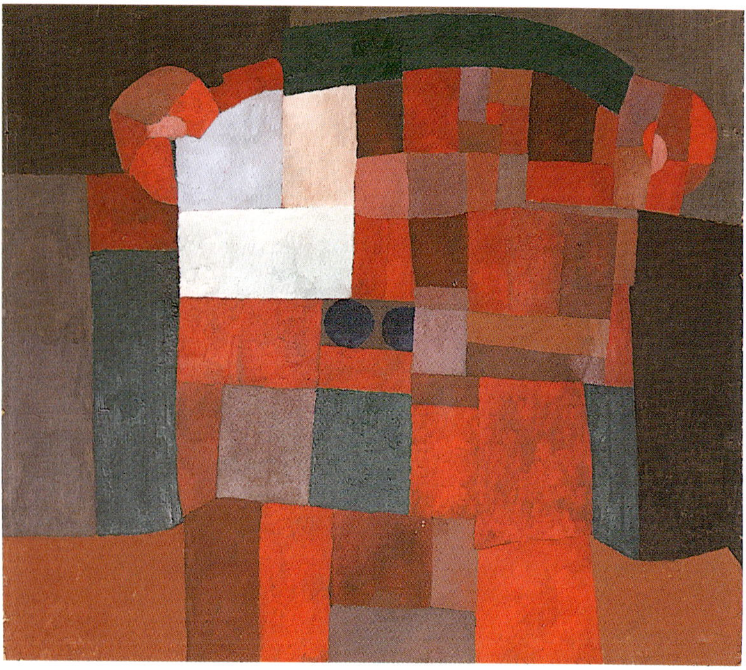

Erich Wilhelm John

(1907–1993)

o.T. (Mädchenbildnis), 1991

Aquarell, Tusche, Buntstifte auf Holz

76,7 x 49,5 cm

Erich Wilhelm John war ein kontinuierlich tätiger Mensch: als Entwerfer, Former, Graphiker, Zeichner und Maler, darüber hinaus als Pädagoge, Anreger und Betreuer. Sein Alter gab ihn, nach vielen beruflichen Engagements, der Atelierarbeit zurück. Wenige Jahre vor seinem Tode erlitt er einen Schlaganfall, aus dessen Behinderungen er sich durch Arbeit an vielen Zeichnungen und einigen Bildern mit großer Entschlossenheit befreite. Eines der letzten Werke ist das vorliegende Brustbild, dessen Erscheinung und Haltung manches von Johns lebenslangen Intentionen vorträgt. Das Mädchen steht vor unbearbeitetem Grund. Kopf, Hals und Büste sind in klare Konturen gefaßt. Sparsam gesetzte Gesichtszüge heben sich von der weißen, an Schminke erinnernden Haut ab. Demzufolge tritt das Individuelle des Bildnisses in den Hintergrund. Es gibt keine unmittelbare Korrespondenz zwischen Modell und Betrachter. Diese entsteht vielmehr durch ein höchst aktives Farb- und Formprogramm auf der Kleidung des Mädchens. Der Kegel der Büste ist mit einem kleinteiligen Programm scharf begrenzter und intensiv farbig gestalteter Flächen überzogen, die das Körperhafte zwar verhüllen, aber kompakt hervorheben. Teils seriell, teils ornamental strukturiert, entfaltet diese am intensivsten bearbeitete Zone starke Energien, die von der Schärfe der Formbegrenzung und den Kontrasten der scharfen, hellen Farbtöne ausgehen. Die Komposition tritt mit straffer Nachdrücklichkeit vor das Betrachterauge.

HvdG

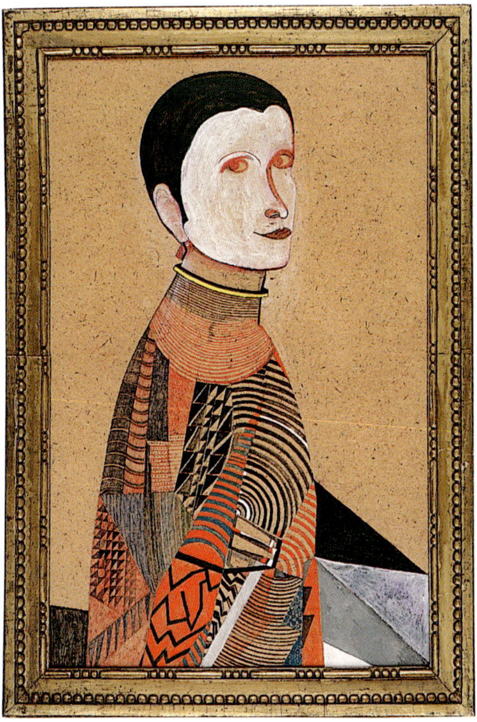

Christiaan Paul Damsté
geb. 1944, lebt in Arnhem (NL) und Traversay (F)
Oh! Middellandse Zee!, 1968
Tempera auf Preßholz
50 x 25 cm

Die Landschaft, eine Hommage an das Mittelmeer, entstand noch während des Studiums an der Koninklijke Akademie voor Beeldende Kunsten in 's-Hertogenbosch. Unter Damstés Dozenten befanden sich aus dem niederländischen Expressionismus der fünfziger Jahre stammende Künstler wie Pieter Defesche und Eugène Brands. Auch Damsté widmete sich intensiv der Malerei, wobei er gleichzeitig seine besonderen Fähigkeiten für das Gebiet der Graphik entwickelte. Zugleich näherte er sich in dieser frühen Phase mit monochromen Bildern und grob übermalten Schriftzügen den Werken der niederländischen ›Informelen‹. Das Mittelmeer-Bild gehört zu einer Gruppe von Werken, in denen sich der Übergang von einer landschaftlichen Auffassung in Richtung völliger Abstraktion abzeichnete. Nach einer Phase der koloristischen Entsagung hat Damsté sich in den achtziger Jahren erneut der Malerei zugewandt und sogar den Weg zur Landschaft wiedergefunden.
Damsté ist mit zahlreichen weiteren Arbeiten in der Sammlung van der Grinten vertreten: Ölbilder, Malerei- und Objektmontagen, Skulpturen, Zeichnungen und Druckgraphik. Durch seine langjährige Lehrtätigkeit und Beteiligung an vielen Kunstkommissionen hat er der Sammlung viele wichtige Künstlerkontakte in den Niederlanden vermitteln können.

RM

Gottfried Wiegand geb. 1926
lebt in Kaarst bei Düsseldorf
Mann am Waldrand, 1992
Acryl auf Hartfaserplatte
39 x 39 cm

In den späten achtziger Jahren fand Gottfried Wiegand wieder zur Malerei. Wie in seinen Zeichnungen, tauchen auch in seinem malerischen Werk bevorzugt Handlungen und Konstellationen mit einer Tendenz zum Absurden oder Surrealen auf. Die Farbe wird sparsam eingesetzt, meist reduziert auf wenige Grundtöne, ihre Leuchtkraft ist häufig gedämpft.
Das Gemälde *Mann am Waldrand* erinnert in seiner Komposition unwillkürlich an romantische Landschaftsmalerei. Eine einsame Figur mit erhobenem Arm steht vor einer grünen Fläche, die in einem beinahe halbmondförmigen Ausschnitt den Blick auf ein Stück Himmel freigibt. Eine Geborgenheit des Individuums in einem übergeordneten Zusammenhang, wie es die Geistesverwandtschaft mit der Romantik anbieten würde, wird nicht ermöglicht.
Die Darstellungsweise Wiegands ist reduziert: Perspektivische oder räumliche Wirkung sind nur durch die Größenverhältnisse angedeutet, Atmosphäre, unterschiedliche Tiefenschärfe oder lineare Perspektive sind nicht gegeben. Die Figur selbst ist, wie bei Wiegand üblich, in uniformhafter Kleidung ohne Individualität dargestellt.

AvC

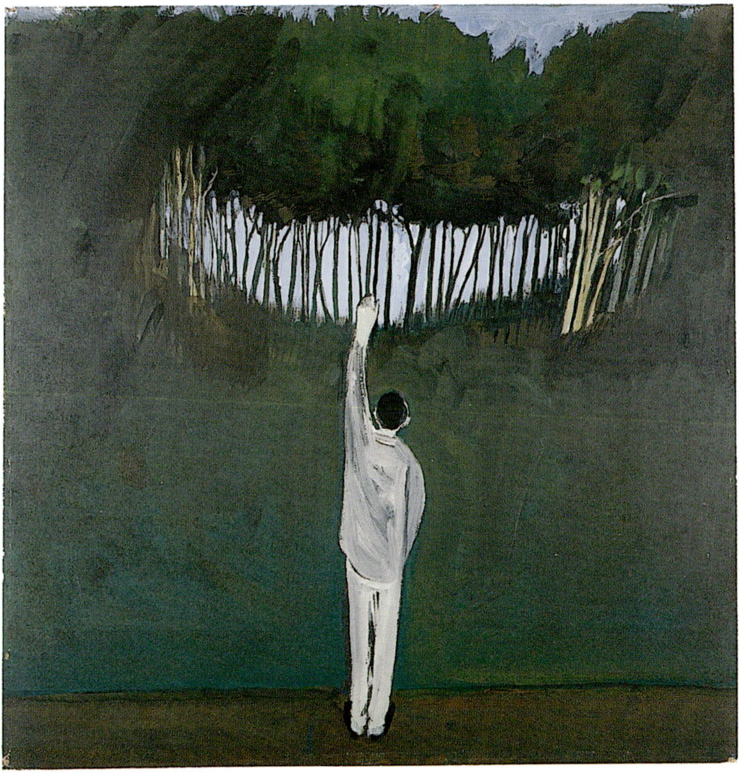

Norbert Tadeusz geb. 1940
lebt in Berlin und Düsseldorf
Stehender Frauenakt, 1962
Öl auf Hartfaserplatte
61,6 x 53 cm

Der weibliche Akt ist eines der bevorzugten Themen im Werk von Norbert Tadeusz, der zu den wichtigsten Vertretern der gegenständlichen Malerei in der zeitgenössischen deutschen Kunst gehört. Das Museum Schloß Moyland besitzt mit dem *Stehenden Frauenakt* eine sehr beachtenswerte Arbeit aus seinem Frühwerk.
Zur Malerei kam Tadeusz erst auf Umwegen: Während einer Dekorateurlehre beim Kaufhauskonzern Hertie wurde sein Talent entdeckt, worauf er sich an der Werkkunstschule in Dortmund bewarb und dort 1960–61 studierte. Bald jedoch wechselte Tadeusz zur Akademie in Düsseldorf. Als der damals weitgehend unbekannte Joseph Beuys zum Professor für monumentale Bildhauerei an die Akademie berufen wurde, schrieb sich Tadeusz bei ihm ein und wurde sein Meisterschüler.
Tadeusz' *Stehender Frauenakt* aus der Beuys-Klasse zeigt einen voluminösen Frauenkörper in Vorderansicht mit seitlich angehobenen und ausgebreiteten Armen. Dieser Gestus, nicht zuletzt auch die Frontalität des Aktes und die Symmetrie der Komposition erzeugen eine eigentümlich sakrale Aura. Die übliche Vorstellung von einer Aktdarstellung im Sinne der Beschreibung eines schönen, weiblichen Körpers wird kühn konterkariert, wie ja überhaupt Details der Physiognomie kaum eine Rolle spielen, vielmehr summarisch zusammengefaßt werden mit großzügigen, kräftigen Pinselzügen. An diesem frühen Bild zeigt sich deutlich, wie sich die individuelle künstlerische Sprache von Tadeusz herausbildet, er sich sozusagen ›freischwimmt‹ von seinen Lehrern. Selbstbewußt malt er figürlich, obwohl derzeit noch das gegenstandslose Informel an den Akademien vorherrschte.

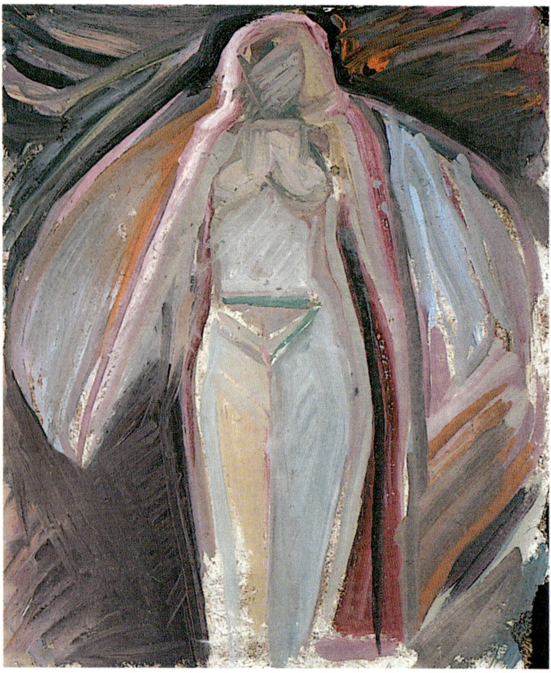

UB

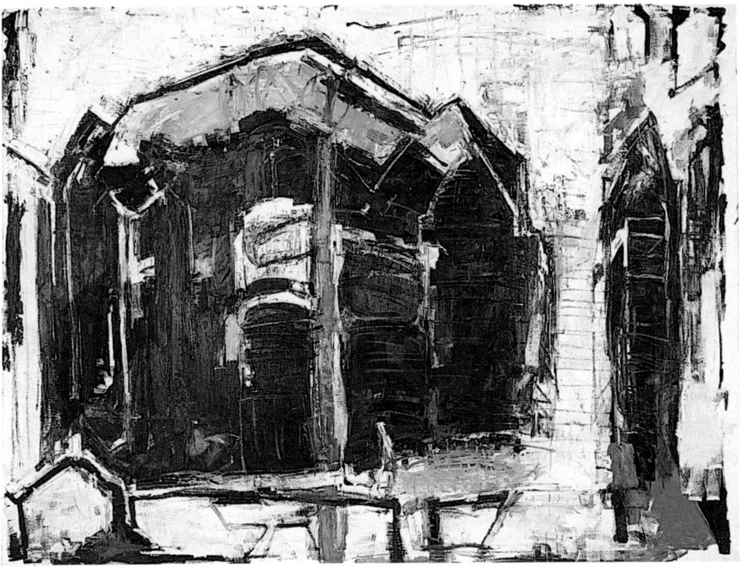

Rudolf Schoofs geb. 1932
lebt in Stuttgart
Piccadilly, 1985
Öl auf Leinwand
200 x 296,6 cm

In Goch am Niederrhein geboren, studierte Rudolf Schoofs von 1952 bis 1954 bei Georg Muche in Krefeld. In diese Zeit fiel seine erste Einzelausstellung, die 1953 im Hause van der Grinten in Kranenburg stattfand. Nach einer Assistenzzeit bei Muche unterrichtete Schoofs 1958 an der Werkkunstschule in Kassel, ab 1961 an der Werkkunstschule in Wuppertal. 1975 wurde er als Professor an die Kunstakademie Karlsruhe berufen, ein Jahr später an die Akademie nach Stuttgart.
Die Malerei spielte im Werk von Schoofs immer eine hervorgehobene Rolle; sie begleitete ihn seit den Anfängen bei Muche, zwar nicht in gleichbleibender Intensität über die Jahre hinweg, so doch mit Nachdruck, vor allem zu Beginn der achtziger Jahre. Waren um 1982/83 zunächst Stadtlandschaften in panoramaartiger Aufsicht in seine Malerei eingegangen, dominierte in der zweiten Hälfte des Jahrzehnts in seinem Werk das Thema der Landschaft in einer völlig eigenen, subjektiven Auffassung. Wie auch in *Piccadilly* leben diese neueren Bilder Schoofs' vor allem aus der formgebenden Kraft der Farbe und ihrer sinnlich-materiellen Erscheinung. Kräftig ausgedehnte Farbflächen stoßen in ihnen zum Teil in herben Kontrasten direkt aufeinander, bisweilen ist die Farbe dabei Manifestation von Licht und Atmosphäre. Dann wieder erscheinen graphische Elemente einer in vielerlei Variationen auftretenden Linie. Im vorliegenden Bild vermögen nur noch der Titel *Piccadilly* und die entfernt an ein Haus erinnernde, flächige schwarze Form an die frühere Architekturthematik anzuknüpfen.
UB

René Acht geb. 1920
lebt in Freiburg
Haus (temperamentvoll), 1968
Öl auf Leinwand
116,2 x 89 cm

Den klargeformten, aus Farbflächen vor homogenem Hintergrund sich aufbauenden Haus-Bildern von René Acht sieht man nicht an, daß er sein Ansehen seinem Beitrag zur informellen Malerei verdankt hat. Auch diese Bilder der fünfziger Jahre waren, auf solidem Studium gründend, nicht ungesteuert, sondern ihre lineare Energie war gebändigt durch Harmonie, die Ausbrüche waren besonnen. Immerhin hat er sich die formale Freiheit bewahrt. Die Disziplin, die ihn andererseits charakterisiert, fand ein Regulativ in seiner Vorliebe für den Scherenschnitt. All dies wirkt aber auch in seine Malerei hinein. Verzichtet sie auf die weiträumige Verfestigung der Flächenkörper in der Fläche, so sind doch diese kompakt und fest umrissen nicht nur als ganze, sondern auch in ihrem inneren Gefüge. Doch die Linien sind nur mehr Flächengrenzen, abgesehen manchmal von der einen, die das kompakte Gebilde fest gespannt in der Schwebe hält. Sie teilt den Grund, der auf anderen Bildern nur durch Farbnuancen seine Teilung zu erkennen gibt, geradezu körperhaft: eine senkrechte Stange quasi, an die der konzentrierte Körper angeklammert ist, herausgehoben, isoliert, aber in seinem inneren Aufbau von organhafter Dichte und Vielfalt. Das Haus, der geschlossene Bezirk, ein Geviert, inwendig in der Unterschiedlichkeit genutzt, die das Leben – soll es sich hierher zurückziehen – erfordert.

In der Serie der gelben Hausbilder, deren manche tonal verhalten sind, ist dieses von betontem Farbreichtum und Gewicht; es scheint wirklich Raum zu bieten.

FJvdG

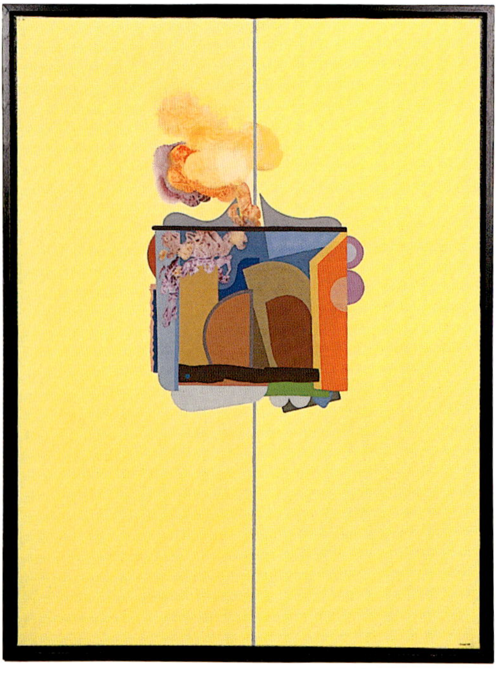

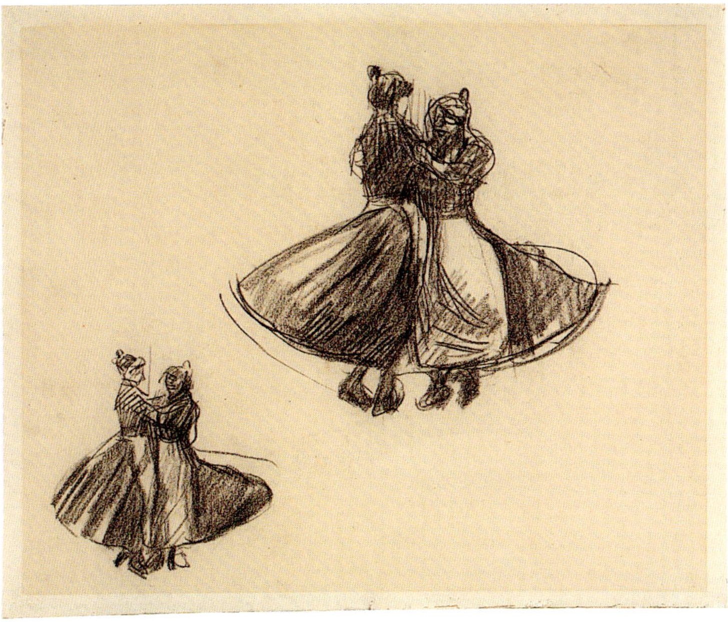

Isaac Israëls (1865–1934)
Studien für eine Tanzszene, undat. (um 1890)
Schwarze Kreide
33,6 x 41,3 cm

Das Motiv der tanzenden Frauen erscheint zweimal auf diesem Skizzenblatt. Amsterdamer Frauen, auf der Straße oder in einem Tanzlokal, in wirbelnder Bewegung. Bemerkenswerterweise sind die Kompositionen nicht nur unterschiedlich groß, der Künstler hat jeweils eine etwas andere Position der Tanzenden wiedergegeben, als hätte er sie rasend schnell in zwei kurz aufeinander folgenden Momenten zeichnerisch erfaßt. In der kleineren Skizze, links unten, erscheinen die Frauen mehr seitlich, in der größeren zeigt die linke eher ihren Rücken, während die rechte sich entsprechend stärker dem Betrachter zugewandt hat. Es ging Israëls offensichtlich genau um die Erfassung dieser gemeinsamen Drehung; Individuelles wird hingegen kaum oder nur knapp angedeutet.
Der Künstler, Sohn des damals berühmten Vertreters der ›Haagse School‹, des niederländischen Äquivalents der ›Schule von Barbizon‹, Jozef Israëls, lebte von 1887 bis 1903 in Amsterdam. Ab 1903 verbrachte er etwa zehn Jahre in Paris, anschließend kürzere Perioden in London und Bern. Erst 1923 ließ er sich wieder in den Niederlanden nieder, wo sein Werk sehr gefragt war. Unter seinen Landsleuten gehört er zu den wenigen, die einen impressionistischen Stil französischen Charakters entwickelten. Er fand aber später keinen Anschluß an die avantgardistischen Tendenzen seiner Zeit und geriet dadurch vorübergehend für einige Jahrzehnte weitgehend aus dem Blickfeld der Sammler.

RM

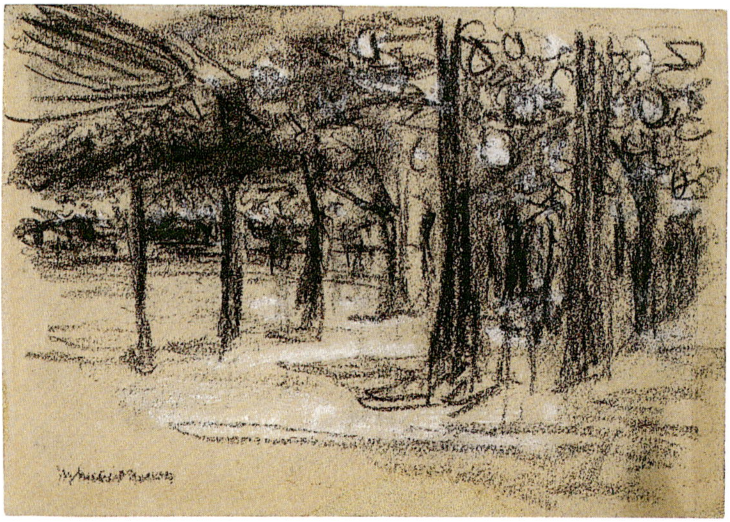

Max Liebermann (1847–1935)
Allee in Laren, um 1898
Kreide, weiß gehöht
9 x 14,4 cm

Für Max Liebermann, den wichtigsten deutschen Impressionisten, war die Zeichnung ein der Malerei und Graphik gleichberechtigtes Ausdrucksmittel. Bei seinen Wanderungen durch die von ihm so geliebte zweite Heimat Holland war Liebermann nie ohne Skizzenbuch unterwegs. Seit 1871 bereiste er die Niederlande regelmäßig, in den frühen Jahren zum Zweck des Studiums alter Meister, später anläßlich seiner mehrmonatigen Sommeraufenthalte mit intensiver Maltätigkeit.
Vermutlich in Laren bei Hilversum entstand die vorliegende kleine Kreidezeichnung mit der Darstellung einer Allee. Das Motiv der Straße unter Bäumen spielte für Liebermann ab ungefähr 1890 eine wichtige Rolle; es findet sich in seinem Werk in ähnlichen Variationen als Kohle- oder Pastellzeichnung, überdies aber auch als großes Leinwandformat. Ob als belebte Fassung mit der Einbeziehung von Spaziergängern oder als Wiedergabe der Allee ohne Figurenstaffage, immer bot ihm dieses Motiv eine besondere künstlerische Herausforderung, wenn es galt, der eher unscheinbaren Thematik und der nur wenig Veränderungen zulassenden Komposition eine neue Qualität abzugewinnen. Für Liebermann machten die Schönheit und die Harmonie der vom Menschen domestizierten Natur und das abwechslungsreiche Spiel des Lichts in den Bäumen den besonderen Reiz dieses Motivs aus. Das vorliegende Blatt besticht besonders durch die lebendige, gleichwohl ungemein sichere Strichführung und den Kontrast der kräftig gesetzten, mit Weiß gehöhten Kreidetöne zum braunen Papier.
Da in der zweiten Hälfte der neunziger Jahre eine Reihe von weiteren Zeichnungen mit ähnlichem Gegenstand von Liebermann geschaffen wurde, dürfte die Datierung um 1898 anzusetzen sein.

UB

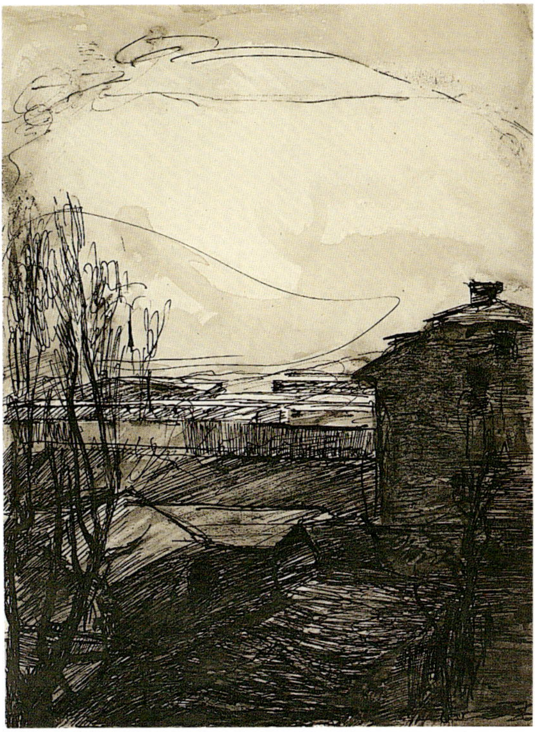

Hildegard Toerckler
(1898–1981)
Abendlandschaft, um 1922
Tuschfeder, mit Pinsel laviert
34,5 x 26,4 cm

Das zeichnerische Werk Hildegard Toercklers ist im Familiennachlaß verwahrt, aber beinahe unveröffentlicht, da die Künstlerin ihre Arbeit nur in einem kleinen Kreis von Freunden zeigte. Ihre Ausbildung bei Fritz August Pfuhle in der Heimatstadt Danzig und danach an der Hochschule für Graphik und Buchgewerbe in Leipzig durchlief sie in früher Jugend. Sehr rasch bildete sich eine energische Handschrift der zeichnerischen Aneignung von Landschaft, Interieur, Figur und Bildnis heraus.
In der Zeichnung *Abendlandschaft* dominiert eine kompakte Konzentration von Bebauung rechts und Bewuchs links, zwischen denen der Blick in die Tiefe geführt wird. Nicht in eine detaillierte, beschreibbare Szenerie, sondern in eine knappe, in wenigen Strichlagen angelegte Erstreckung. Der herbe, geschlossene Ausdruck der Komposition wird allein gemildert durch das sehr helle, durchsichtige Lavis mit der stark verdünnten Tusche der leichten Pinselspur.
Hildegard Toercklers Zeichenkunst schließt sich der allmählichen Aufarbeitung vieler Lebenswerke ihrer Generation an, die durch die Beunruhigung der Jahrhundertmitte, durch politisches Geschehen einerseits und stilistische Umwälzungen andererseits, der Möglichkeit beraubt wurden, unangefochtene Aufmerksamkeit auf sich zu versammeln. *HvdG*

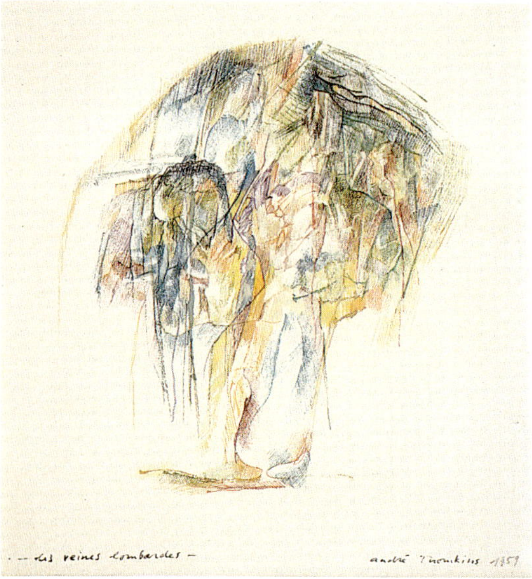

André Thomkins (1930–1985)
les reines lombardes, 1959
Aquarell
21 x 20 cm

André Thomkins war vor allem Zeichner. Die Linie in ihrer inneren Gespanntheit zwischen Klarheit und Rätsel, Ein- und Mehrdeutigkeit war das Element, aus dem er alles entwickelt hat. Er liebte es, zu paraphrasieren, und wandte die Möglichkeiten der Anamorphose auf eigene Gegebenheiten so an wie auf die Werke anderer. Allem, was man Geheimwissen zu nennen pflegt, allen Grenzgebieten von Alchemie und Psychologie, Rätselhaftigkeit und Symbolik war er geöffnet. Die Titel seiner Werke, spielerisch wohlerwogen, bereichern das, was ein Bild ist, um mindestens eine Dimension der Vorstellung, und oft bleibt auch sie rätselhaft.

les reines lombardes ist ein solcher Titel. Das Bild erfuhr seine Grundstruktur im freien, eher zögernd spröden Zug einzeln sich überkreuzender Linien. Sie sind das Netz, in dem man sich fangen lassen sollte. Mit spitzem Pinsel sind zarte, wäßrige Farben in feinen Schraffuren in die offenen Maschen des Netzes eingetragen, parallel und in Kreuzlagen, teils Schwerpunkte einer Farbe anlegend, teils die Farben quasi mischend. Wie keine Fläche sich schließt, überall also der Durchblick ins Weite des Grundes erhalten bleibt, ist auch ein fester Gesamtumriß vermieden.
Nimmt man das Gebilde als einen Kopf, so könnte er auf die Hinterlassenschaft der langobardischen Königin Theodolinde hinweisen, Kronen und Geschmeide, die sich in der Schatzkammer ihrer Grabkirche in Monza befinden und ein Schmuckerbe von Königinnen eines halben Jahrtausends umfassen; und das Bild wird zu einem Gefäß von Geschichte. Es könnte aber auch eine Pflanze sein, die die Franzosen ›reine‹ nennen, ›reine du bois‹, Waldmeister, so zartgliedrig wie im Geschmack nachhaltig.

FJvdG

Rolf Sackenheim geb. 1921
lebt in Düsseldorf
o.T. (30. 6. 73)
Tuschpinsel
30 x 25 cm

Das in Sepia-Tusche geschaffene, weitgehend in der oberen Bildhälfte ruhende Liniengeflecht bewegt sich zwischen Kalligraphie und phantastischer Architektur. Eine innere Verwandtschaft mit den expressionistischen Bauutopien von Erich Mendelsohn und Hermann Finsterlin ist unverkennbar. Gleichzeitig aber entfernt sich die Zeichnung aus dem Bereich der erträumten baulichen Strukturen, und das Auge wird in das Leben der Linien selbst hineingeführt.
Rolf Sackenheim studierte während des Zweiten Weltkrieges mit Unterbrechungen in Trier und Karlsruhe, dann ab 1952 an der Akademie in Düsseldorf bei Otto Coester. 1963 bekam Sackenheim einen Ruf an die Düsseldorfer Kunstakademie, wo er bis 1984 tätig war, vorübergehend auch als stellvertretender Direktor (1972–76). Er ist in der Sammlung des Moyländer Museums mit sehr vielen Zeichnungen und Graphikblättern (vor allem Radierungen) vertreten, aber auch mit zahlreichen Photographien, die sich durch einen abstrahierend-graphischen Charakter auszeichnen.
Innerhalb der Sammlung van der Grinten gehört das Werk Sackenheims zum verhältnismäßig eher weniger umfangreich vertretenen Gebiet der informellen Kunst.

RM

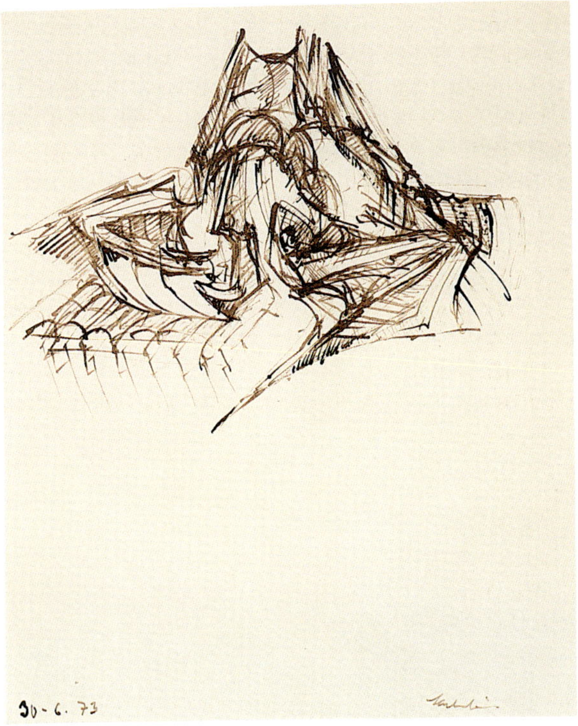

Wolfgang Schmitz geb. 1934
lebt in Wuppertal, Bremen und Driewegen (NL)
Kraftwerk, um 1975
Bleistift und Tinte
37,9 x 44,8 cm

Der Zeichner Wolfgang Schmitz zählt zu den markanten Gestalten heutiger Zeichenkunst. Seiner Arbeit gilt seit mehr als zwei Jahrzehnten besondere Aufmerksamkeit im Rahmen der Formierung der Zeichnungen-Sammlung. Schmitz hat nach Studienjahren im Umfeld Otto Coesters an der Düsseldorfer Kunstakademie entscheidende Impulse durch längere Aufenthalte in London und Edinburgh erfahren. Sie gingen aus vom spezifisch Englischen heutiger Zeichenkunst, das sich, im Unterschied zu den meisten kontinentalen Kunstzentren, ausdrücklich auf die Vitalität der zeichnerischen Produktion des 19. Jahrhunderts gründet. In der vorliegenden Zeichnung *Kraftwerk* treffen zwei der entscheidenden Komponenten, mit denen Wolfgang Schmitz umgeht, zusammen. Einerseits die großzügig gegliederte naturhafte Szenerie, andererseits die nachdrückliche Positionierung der weit entfernten Industrieanlage vor dem Horizont. Der Zeichenstil von Wolfgang Schmitz erhält seine niemals von der Spontaneität abgelöste Lebendigkeit durch den Wechsel von einer zugespitzten Detaillierung mit großflächiger Zusammenfassung. In dieser Arbeit ist der präzisierte Bereich zu einer schmalen, horizontalen Zone auf der Grenze zum oberen Drittel des Bildfeldes verkürzt. Sie beginnt links mit einer Felderung, an deren Rand ein Bauernhaus mit einer Baumgruppe steht. Hier konzentriert sich auf kleinem Raum der tiefste Tonwert des Bildes. Die rechts beinahe ohne Abstand sich anschließende Kraftwerkanlage ist dagegen ins Licht gerückt. Auch eine schmale, Distanz schaffende Bodenzone ist hell hervorgehoben. Es entsteht so ein scharfer Kontrast zwischen Alt und Neu, der in die Gesamtheit der Komposition nahezu konfliktfrei eingebettet ist. *HvdG*

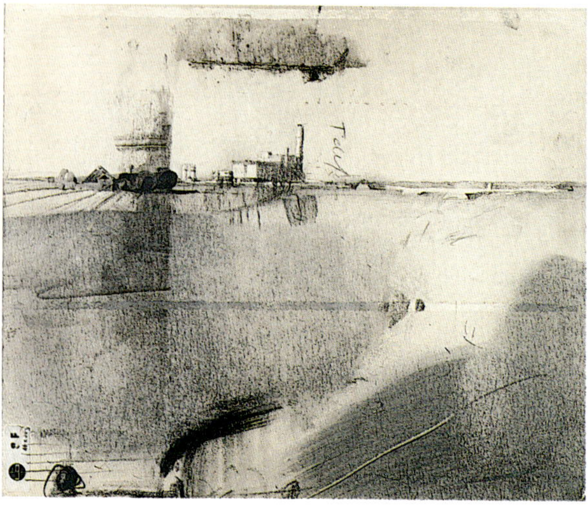

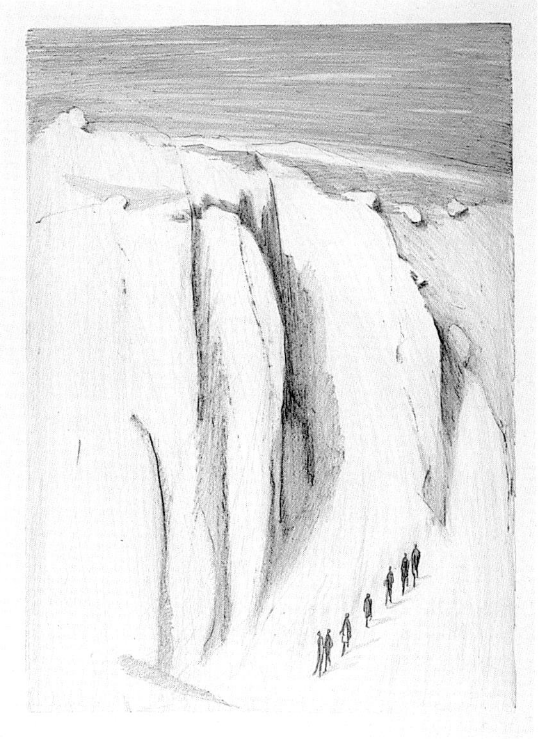

Gottfried Wiegand geb. 1926
lebt in Kaarst bei Düsseldorf
7 Wanderer in Nepal, 1988/89
Bleistift
56,5 x 42 cm

Seit Beginn seiner Arbeit als Lehrer am Düsseldorfer Werkseminar 1954 und an der Fachhochschule Köln 1980 bildet die Zeichnung, ob mit Feder, Pinsel oder Bleistift, für Gottfried Wiegand das zentrale Medium. Trat er in seiner ersten Einzelausstellung 1966, einer der berühmten ›Stallausstellungen‹ im Hause van der Grinten, noch mit vielfältigen Bildthemen, umgesetzt in kräftige Schraffuren, hervor, fand er in den siebziger Jahren zu figürlichen Darstellungen. Landschaften tauchen bei Wiegand eher als Kulisse phantastischer Bildideen auf, in denen die Groteske dem Surrealen gewichen ist.
Auf dem vorliegenden Blatt ziehen sieben Figuren im Gänsemarsch durch eine vegetationslose ›Mondlandschaft‹ entlang einer zerklüfteten Felswand abwärts. Woher und das konkrete Wohin sind nicht auszumachen. Die von Wiegand nachträglich der Landschaft hinzugefügten Figuren sind entindividualisiert wiedergegeben. Auch die Landschaft ist reduziert; die Paradigmen der europäischen Landschaftsmalerei, das Harmonieren von Mensch, Kultur und Natur, werden dem Betrachtenden verweigert. Die geographische Lokalisierung durch den Titel wird dabei nebensächlich.

AvC

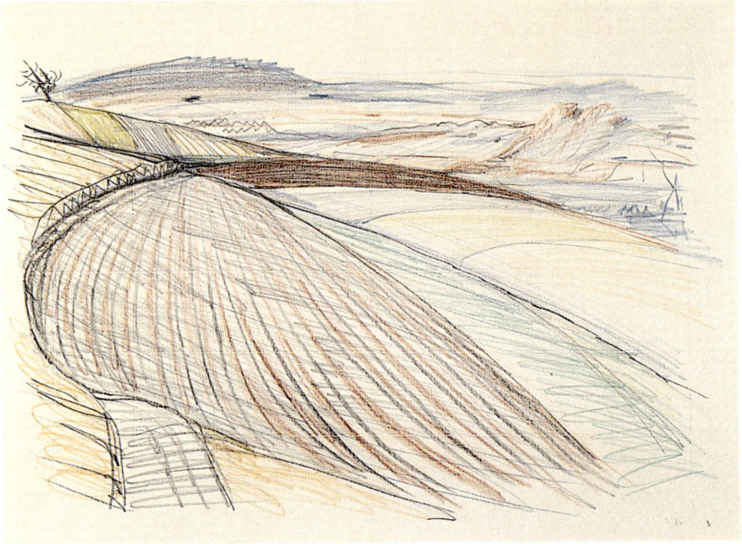

Hans Karl Burgeff geb. 1928
lebt in Köln und Weibern (Eifel)
Landschaftsskizze, 1980/81
Blei- und Buntstift
29,6 x 41,8 cm

Die Themenkreise, aus denen sich Burgeffs Zeichnungen speisen, sind vielfältig. So hat er Stoffe aus der griechischen Mythologie bearbeitet, Atelierszenen, Interieurs, Porträts, Stilleben und surrealistische Begebenheiten aufgezeichnet. Erste Landschaftszeichnungen entstanden 1962 bei Wanderungen durch das Etschtal (Südtirol). Das hier gezeigte Blatt gehört zu denjenigen, die durch das persönliche Lebensumfeld in der Eifel inspiriert wurden. Dabei geht es Burgeff nicht um die Besonderheit der Eifler Landschaft, sondern um die Darstellung einer von der Natur vorgenommenen Komposition aus Hügeln, Senken, Bachläufen, akzentuiert mit Bäumen oder Sträuchern. Burgeff verbindet diese natürliche Situation mit Eingriffen des Menschen, wie Zäune, Ackerfurchen und die Aufgliederung in einzelne Felder zur wirtschaftlichen Nutzung.
Burgeffs Zeichnungen sind losgelöst von der dreidimensionalen Arbeit, die sein übriges Werk bestimmt. Zwar sind Raum und Räumlichkeit wichtige Faktoren in seinen Zeichnungen, doch nie oder selten ist es Plastizität.

EW

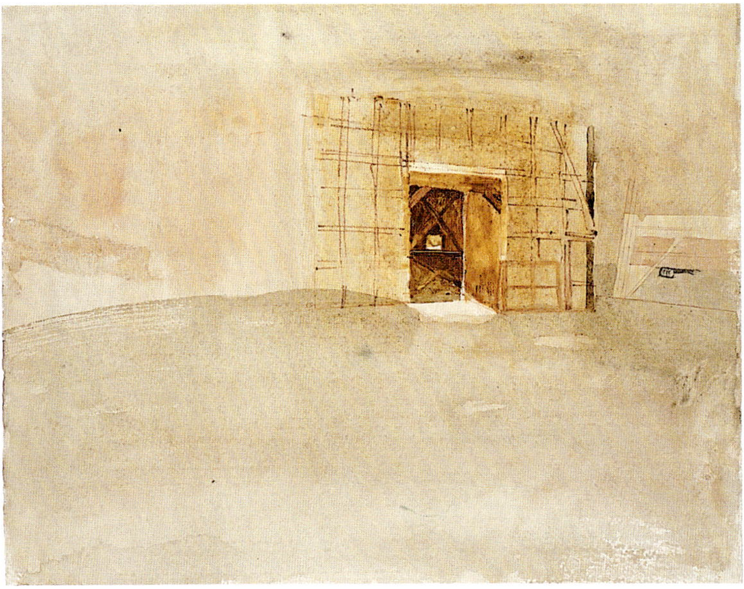

Graziella Drößler geb. 1953
lebt in Wuppertal
Tür und Tor, 1976
Aquarell, Bleistift, Tusche
25,5 x 32 cm

Ein unscheinbares Motiv: ein Hauseingang mit einer etwas zurückgesetzten, zweigeteilten Haustür, perspektivisch leicht nach rechts verschoben, umgeben von einer Art Fachwerk. Rechts neben dem Eingang ein auf die Tür zufluchtendes Tor, offensichtlich aus Brettern. Nomen est omen: Das Blatt *Tür und Tor* gehört zur Reihe *Atelier, Museum, Straße* und ist im ehemaligen Atelier Graziella Drößlers in der Hochstraße in Wuppertal Elberfeld entstanden. Vermutlich zeigt es einen Hauseinang in eben jener Hochstraße, findet doch Graziella Drößler ihre Anregungen in der räumlichen Nähe ihres persönlichen Arbeits- oder Wohnumfeldes. Der zarte, auf zurückhaltend erdige Töne abgestimmte Farbklang der Zeichnung wiegt weit mehr als das Motiv selbst oder eine topographisch genaue Erfassung desselben. Der Künstlerin ist das Empfinden, mit dem sie malt, weitaus wichtiger, und so möchte man meinen, man sei eher in ein ländliches Ensemble hineingeraten, denn auf eine äußerst befahrene Straße inmitten Wuppertals.
Noch während ihrer Studienzeit von 1973 bis 1981 an der Akademie in Düsseldorf – sie studierte dort bei Lambert Maria Wintersberger, Rolf Sackenheim und Erwin Heerich – hat Graziella Drößler die Zeichnung geschaffen. Sie gibt bereits eine hervorragende Vorstellung ihrer später mit äußerster malerischer Finesse behandelten großen Formate. 1985 erhielt Graziella Drößler den Von der Heydt-Förderpreis der Stadt Wuppertal; Gastprofessuren und Lehraufträge übernahm sie in Berlin, Herdecke und Düsseldorf.

UB

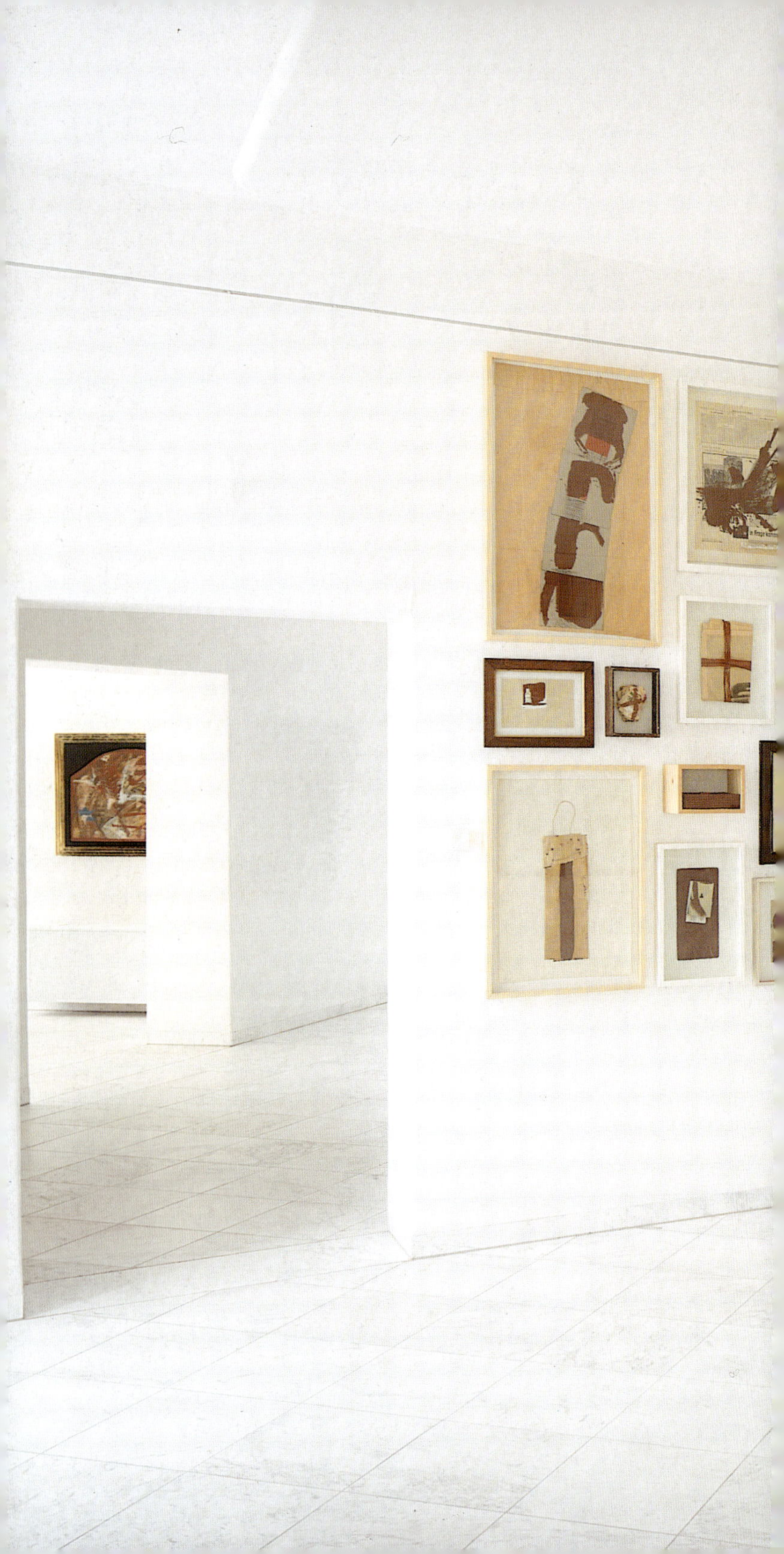

Joseph Beuys

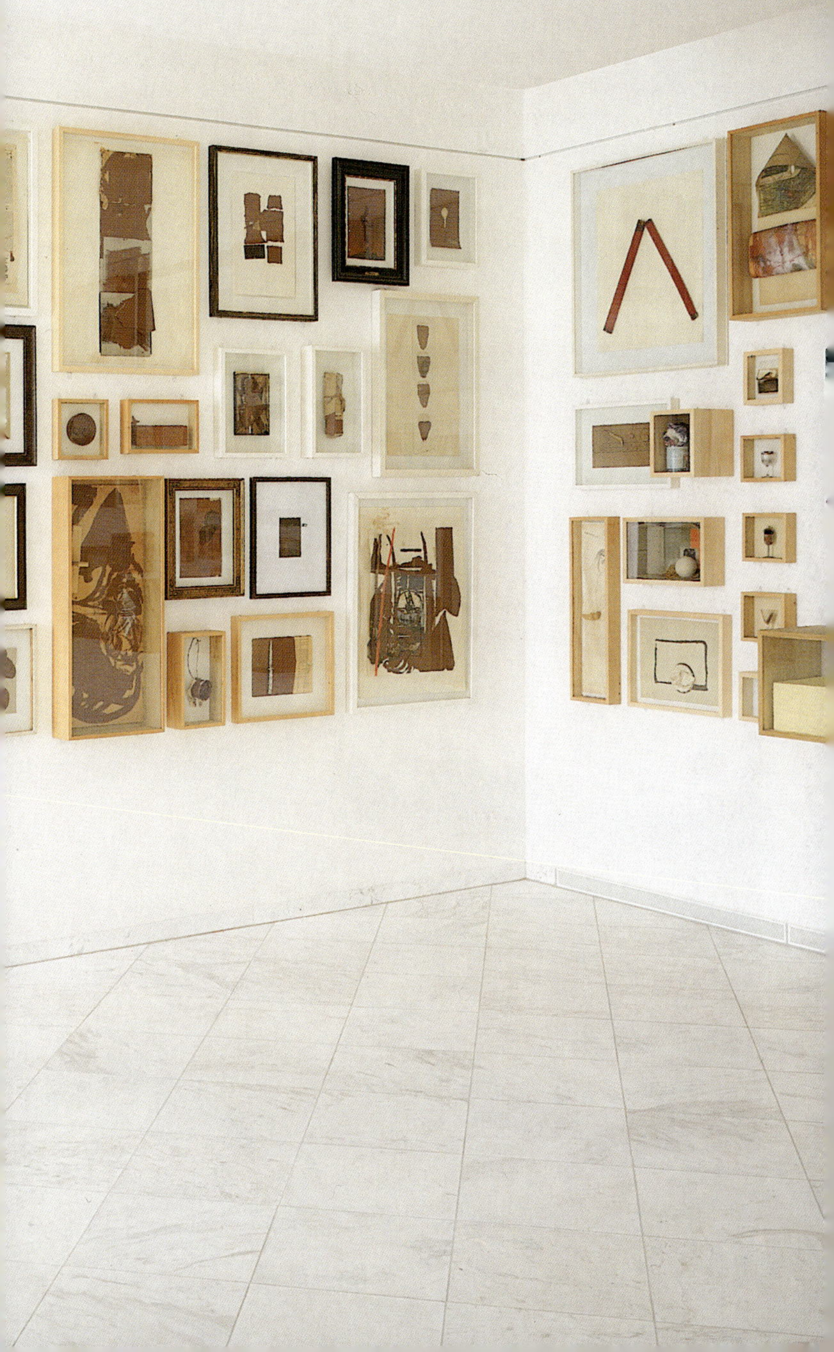

Biographie Joseph Beuys

Joseph Beuys (geb. in Krefeld am 12.5.1921, gest. in Düsseldorf am 23.1.1986) wuchs in Rindern und Kleve auf. Von der niederrheinischen Heimat, der Landschaft und historischen Gestalten wie Moritz von Nassau oder Anacharsis Cloots gingen wichtige Impulse für sein Werk aus. Einschneidend waren die Kriegserlebnisse als Sturzkampfflieger: die Begegnungen mit der Landschaft und den Menschen Südrußlands und des Balkans, aber auch mehrfache Abstürze und schwere Verwundungen. Er verwarf anfängliche Überlegungen, ein naturwissenschaftliches Studium aufzunehmen, und studierte 1946–52 an der Kunstakademie in Düsseldorf, u.a. bei Ewald Mataré. Im Juni 1951 erwarben die Brüder van der Grinten die ersten beiden von über 4 000 Werken von Beuys. Dies war der Beginn eines intensiven freundschaftlichen Austauschs und gemeinsamer Aktivitäten, die nicht nur die rege Teilnahme von Joseph Beuys am Aufbau der

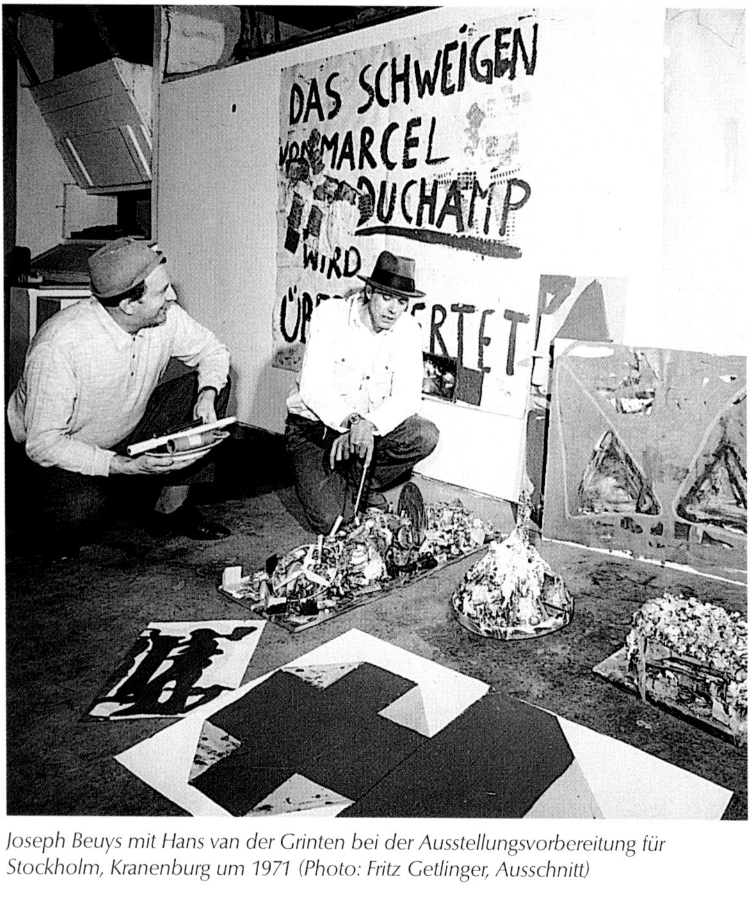

Joseph Beuys mit Hans van der Grinten bei der Ausstellungsvorbereitung für Stockholm, Kranenburg um 1971 (Photo: Fritz Getlinger, Ausschnitt)

Sammlung betrafen, sondern auch zahlreiche Ausstellungen und Publikationen. Die erste Einzelausstellung fand 1953 im Hause van der Grinten in Kranenburg statt. Über 30 weitere Beuys-Ausstellungen wurden im Laufe der Jahre aus der Sammlung van der Grinten in mehr als hundert Städten der Welt gezeigt.

1961–72 hatte Beuys eine Professur für monumentale Bildhauerei an der Düsseldorfer Kunstakademie inne. 1963–86 führte er zahlreiche, anfangs der Fluxus-Bewegung nahestehende Aktionen durch, in denen er in ritualisierten Bewegungsabläufen mit autobiographisch, mythisch oder geschichtlich aufgeladenen Materialien oder Gegenständen agierte (*DER CHEF* 1964, *Manresa* 1966, *Eurasienstab* 1967). 1964–86 war er auf jeder ›documenta‹ vertreten (u.a. 1977 mit *Honigpumpe am Arbeitsplatz*). Seit den sechziger Jahren verwendete Beuys Materialien wie Filz, Kupfer, Fett und Wachs, um Speichern und Fließen von Energien, Chaos und Form, Wärme- und Kälteprozesse zur Anschauung zu bringen. Das umfangreiche Gesamtwerk umfaßt Zeichnungen, Wasserfarbenblätter, Druckgraphik, plastische Bilder, Skulpturen, Objekte, vielteilige, oft Alltagsrelikte enthaltende Rauminstallationen sowie Multiples und Schriften. Seine Theorie des »erweiterten Kunstbegriffs« zielt darauf ab, daß die Werke als Substanzen unmittelbar verändernd ins Leben hineinwirken und die Kreativität jedes Menschen freisetzen. Als Konsequenz davon wandte Beuys den Begriff Plastik auch auf den Menschen, sein Denken und den gesamten sozialen Organismus an (»Soziale Plastik«). Ab den siebziger Jahren weitete er unter geschickter Nutzung der publizistischen Medien sein Wirken in den politischen und ökologischen Bereich aus (1971 Gründung der ›Freien Internationalen Hochschule für Kreativität und Internationale Forschung‹ FIU).

BS

Joseph Beuys (1921–1986)
o.T. (Mond zwischen Bäumen), undat. (1947)

Blaue Tinte (mit Feder), Aquarell und Gouache auf chamoisfarbenem, leicht gewelltem Papier, an den Rändern Klebespuren
18,3 x 25,7 cm

Das frühe Wasserfarbenblatt zeigt eine ganz in Blau getauchte, hügelige Landschaft. Kräftige, mit der Feder gezogene Tintenstriche grenzen innerhalb des Blattformats ein eigenes Bildfeld mit abgerundeten Ecken aus und konturieren die landschaftlichen Elemente. Dargestellt wird die geheimnisvolle, unwirkliche Stimmung einer Vollmondnacht, die die Landschaft in helles, fahles Licht taucht. Ihre Einzelheiten treten deutlich hervor, die natürliche Farbigkeit erscheint jedoch seltsam verändert.
Innerhalb der Gruppe der Papierarbeiten nehmen die Wasserfarbenblätter schon rein zahlenmäßig einen bedeutenden Stellenwert ein. Beuys beschränkte sich bei seiner Wahl der Farbmaterialien keineswegs auf die klassischen Aquarellfarben, vielmehr verwendete er alle möglichen mit Wasser vermalbaren Farbsubstanzen: Deckfarben, Tinten und Tuschen, aber auch Kaffee, Tee, die verschiedensten Pflanzensude, Schmutzwasser, Beize, Gold- und Silberbronze, zuweilen sogar Blut. Auf vielen Blättern werden mit Hilfe der Zeichnung, sei es mit dem Stift oder mit der Feder, Gegenstände oder Figuren sparsam skizziert. Wie auch bei den Zeichnungen sind die Bildträger oft unedle Papiere, deren vorgefundenen Zustand, wie Flecken oder Beschriftung und unregelmäßige Ränder, Beuys in die Darstellung miteinbezog.

BS

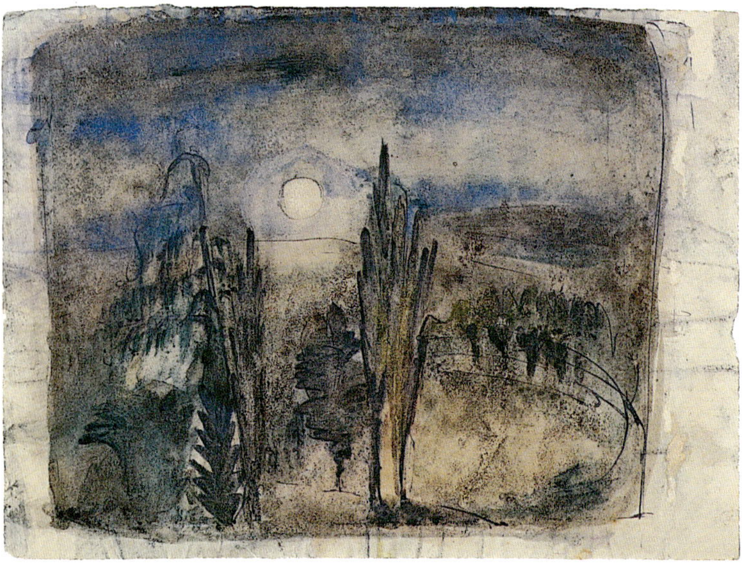

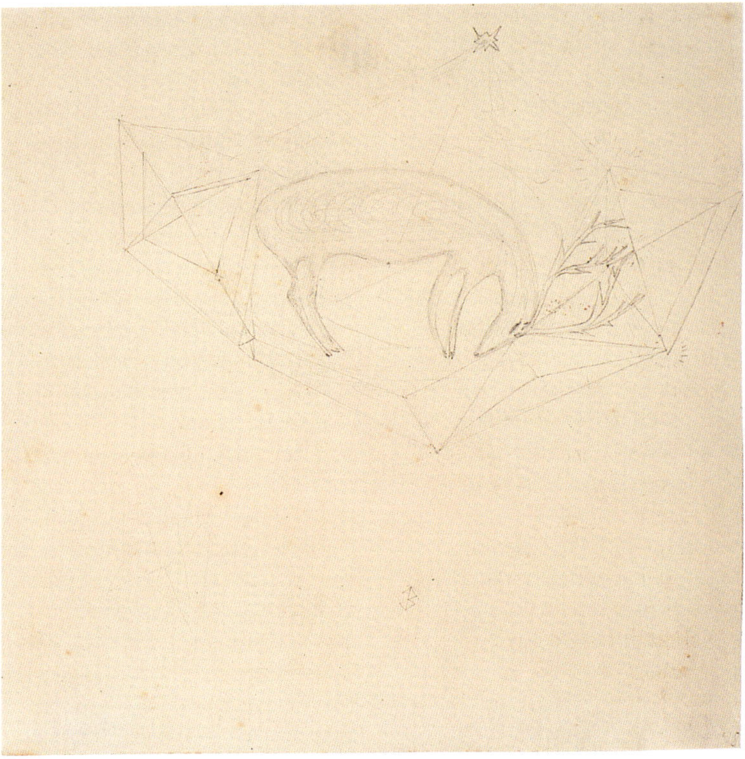

Joseph Beuys (1921–1986)
im Kristall, 1948
Bleistift auf weißem Papier
20,5 x 20,3 cm

Das Blatt entstand während der Studienzeit von Beuys bei Ewald Mataré. In der Reduktion auf das Wesentliche des Tieres ist der Einfluß des Lehrers deutlich ablesbar. Beuys schlägt jedoch eine ganz eigene Richtung ein, wenn er den Hirsch in der Verbindung mit Kristall und Stern mit einer fast mystischen Bedeutung auflädt. Der Kristall spielt in seinem bildnerischen Werk und später in der Plastischen Theorie eine entscheidende Rolle: Er steht für die Ratio, für Kälte und Erstarrung im Kontrast zur Intuition, zum Warmen, Amorphen, Organisch-Lebendigen. Diese Gegensätze bezieht Beuys sowohl auf Prozesse in der Natur als auch auf solche des Denkens und der Gesellschaft. Vom Hirsch sagte er einmal: »Der Hirsch erscheint in Zeiten von Not und Gefahr. Er trägt ein besonderes Element heran: Das warme, positive Element des Lebens. Zugleich ist er mit geistigen Kräften und mit Einsicht begabt und ist der Begleiter der Seelen.« Im Geweih erkannte Beuys ein sichtbares Hervortreten der inneren seelischen Kräfte und der produktiven Leidenskräfte. Auf der Zeichnung bringt der Hirsch den Kristall, in den er eingeschlossen ist, durch seine geistigen Kräfte zum Leuchten.

BS

Joseph Beuys (1921–1986)

Tier, 1949

Holzschnitt

14,7 x 57 cm (Bildgröße)

Im Frühwerk von Joseph Beuys gibt es eine begrenzte Anzahl von 1947–51 und 1956–58 entstandenen Holzschnitten, die in nur geringer Auflage vom Künstler selbst gedruckt wurden. Oft zog er sie auf verschiedenartigen Papieren ab, in unterschiedlicher Farbintensität und differierenden Zuständen, und bearbeitete sie anschließend von Hand. Dargestellt sind einzelne Tiere, kosmische Erscheinungen sowie Landschaften, die die Spuren thematisieren, die Wasser und Eis dem Gelände eingegraben haben, in Analogie zu den Spuren des Messers im Holz.

Bei den meisten der frühen Holzschnitte und so auch bei dem Blatt *Tier* verwendete Beuys einfachste Mittel der Darstellung, nämlich die ins Holz eingegrabene Umrißlinie. Allein Kopf und Geweih des Tieres sind als Flächen wiedergegeben. Das liegende Tier (vielleicht ein Elch?) mit weit vorgerecktem Hals scheint in das extreme Querformat des Druckstocks fast eingezwängt zu sein. Das Linienspiel der Holzmaserung belebt den Hintergrund, ohne daß jedoch konkrete landschaftliche Formationen ausgebildet wären.

Für den linearen, in Details geometrisch-abstrahierenden Stil der Darstellung und bestimmte Tiermotive im Frühwerk lassen sich neben Anregungen des Lehrers Ewald Mataré vorgeschichtliche Vorbilder benennen: beispielsweise eiszeitliche und paläontologische Felszeichnungen arktischer Jäger. Gemeint sind hier jedoch nicht nur formale Aspekte. Vielmehr stehen die nordischen Tiere Rentier, Elch und Hirsch bei Beuys in engem Zusammenhang mit frühen mythischen und magischen Vorstellungen und Handlungen. Nach der Betrachtungsweise der Jägervölker waren diese Tiere mit besonderen Fähigkeiten begabt. Beuys setzte derartige Bilder in seinem Werk jedoch nicht retrospektiv ein, sondern in Hinblick auf eine mögliche künftige ›Heilung‹ des einseitig von der Ratio bestimmten Menschen durch die intuitiven Kräfte der Tiere. *BS*

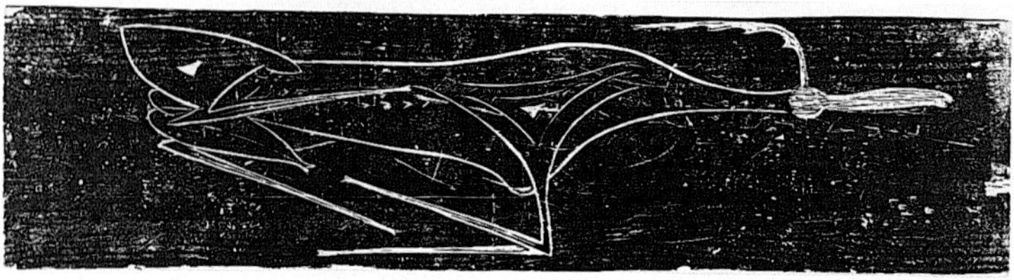

Joseph Beuys (1921–1986)
o.T. (Kleiner Generator), undat. (1949/51)

Schiefer, geritzt und geglättet, am l. Rand 2 Bohrungen, am o. Rand 1 Bohrung, l.o. und l.u. Ecke gerundet, u. Rand schräg (Dachschieferplatte)

ca. H 22 cm, B 26 cm, T 0,6 cm

Das Relief gehört zu einer Gruppe von etwa 27 Schieferarbeiten, die Beuys zwischen 1947/48 und 1958 geschaffen hat. Zehn der Arbeiten gelangten ab 1957 in die Sammlung van der Grinten. Schiefer war für Beuys in der Frühzeit das bevorzugte Material für Reliefs. Thematisch liegt der Schwerpunkt der Gruppe auf dem Bereich der Natur mit Tieren, landschaftlichen und kosmischen Motiven.

In eine Kugel, die sich nach oben kreisförmig öffnet, greift ein gefaltetes Händepaar ein, das einer gemeinsamen Handwurzel entspringt. Auf dem Grund der Öffnung ragt ein kleines, nabelförmiges Zäpfchen zwischen die Fingerspitzen empor. Die Hände werden flankiert von einer Art Flügelpaar, das die Kugel von oben wie schützend umgreift.

Eine ähnliche, allerdings zeichenhaftere Figuration wie im *Kleinen Generator* gibt ein 1951 entstandenes Schieferrelief mit dem Titel *Großer Generator* wieder. Den Begriff *Generator* bezog Beuys auf das schöpferische Prinzip und bezeichnete damit sowohl den Menschen (»Generator / Erzeuger der Zeit: der Mensch (h)...«) als auch Gott (»...daß Gott der Generator ist, um es naturwissenschaftlich auszudrücken«). Der ursprüngliche Titel des *Großen Generators* lautet *Himmel und Erde.* Er gibt weitere Aufschlüsse über die Deutung dieses seltsamen Gebildes: Man kann die Kugel als Weltkugel ansehen, in die die Hände Gottes eingreifen. Wir haben es also mit einem Inkarnationsprozeß zu tun: Die geistige Substanz des Kreators strömt in die Welt ein. *BS*

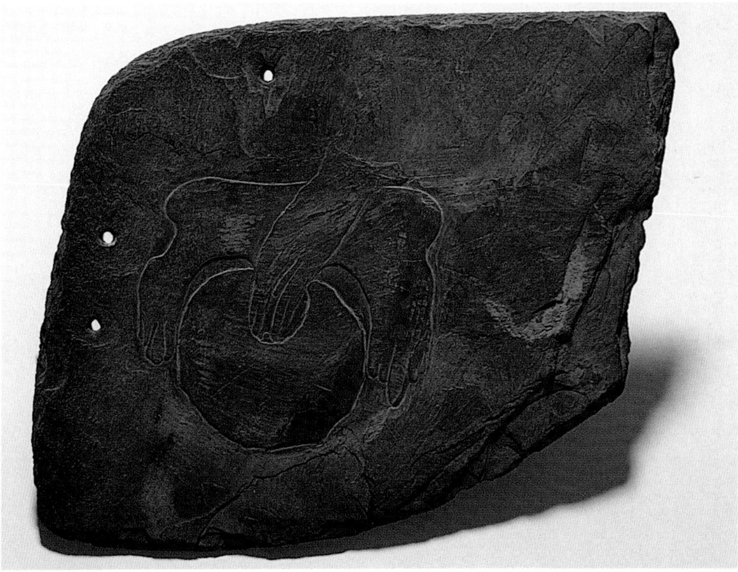

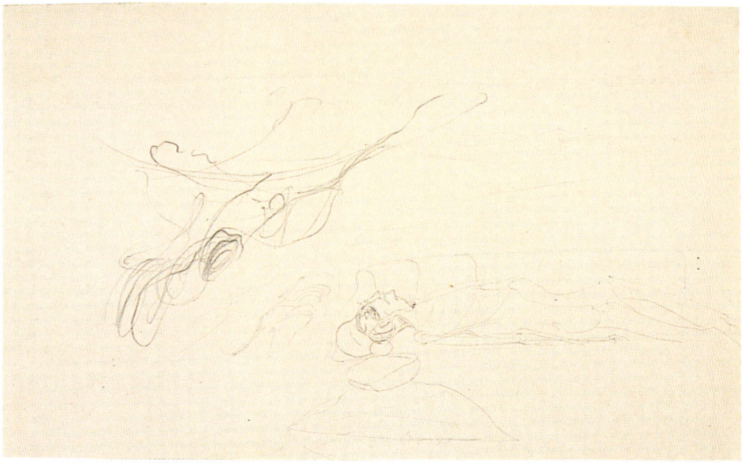

Joseph Beuys (1921–1986)
Initiation, 1953

Bleistift auf chamoisfarbenem Papier, l. und o. Rand regelmäßig gerissen
22,9 x 31,8 cm

Auf drei Steinen ruht der Kopf einer liegenden männlichen Gestalt. Es bleibt im Bereich der Andeutung, ob der Körper auf einer Bank ausgestreckt ist oder sich vielmehr in einem Schwebezustand befindet. Der nackte Leib ist dünn, fast ausgemergelt und liegt ganz starr. Von links oben kommt eine Art geflügelter Wolke herangeschwebt, an deren Unterseite dichte Linienwirbel nach unten ausgreifen. Vielleicht der Anflug des Überirdischen?
Der Titel *Initiation* wie auch die Darstellung selbst verweisen auf den für Beuys' Werk so wichtigen Bereich des Schamanismus. Dieses vor allem sibirische und zentralasiatische Phänomen wurde als eine Technik der Ekstase definiert, der Schamane als Magier und Medizinmann, Seelengeleiter, Priester und Künstler. In der schamanistischen Praxis durchlebt der künftige Schamane während der Initiation durch Krankheit und Selbstheilung oder auch durch Ekstase einen Todes- und Auferstehungsprozeß. Dieser verwandelt ihn geistig und körperlich und stattet ihn mit besonderen Fähigkeiten aus, wie etwa denen, zwischen den verschiedenen Welten zu vermitteln. Im Schamanen sah Beuys eine Identifikationsfigur für sein Schaffen wie auch für seine Vorstellung vom Künstler als dem Heiler der Gesellschaft. In der Zeichnung läßt sich die Anordnung der Signatur unterhalb des Liegenden vielleicht als Hinweis auf eine derartige Identifikation verstehen. ».. Ich benutze diese Figur, um etwas Zukünftiges auszudrücken, indem ich sage, daß der Schamane für etwas gestanden hat, was in der Lage war, sowohl materielle wie spirituelle Zusammenhänge in eine Einheit zu bekommen.« (Joseph Beuys) *BS*

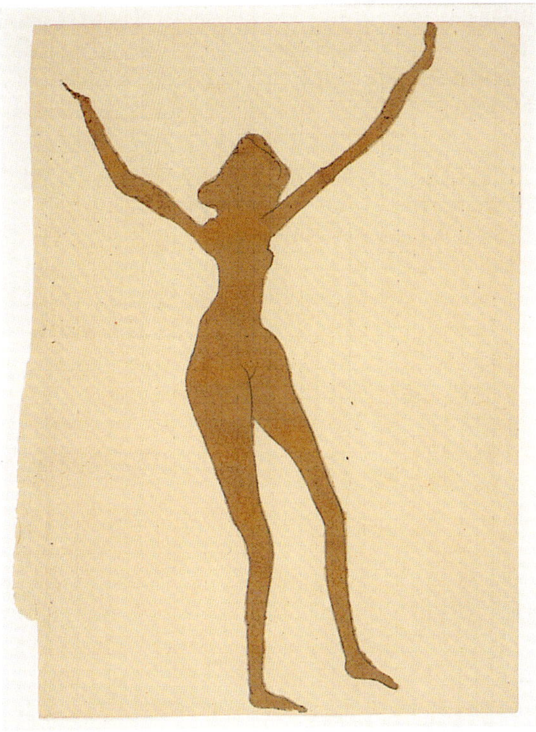

Joseph Beuys (1921–1986)
Mänade, undat.
Bleistift und Beize auf kariertem Schreibpapier
20,8 x 15,9 cm

Der grazile, flächig gemalte Frauenakt nähert sich mit der Zehenspitze seines Spielbeins einer kleinen Kugel. Diese Bewegung verleiht der schlanken Gestalt zusammen mit den erhobenen, weit ausgebreiteten Armen etwas Unfestes, Tänzerisches.
Als Mänaden wurden in der Antike Verehrerinnen des Weingottes Dionysos bezeichnet, die in rasendem Zustand mit langen Gewändern und aufgelöstem Haar durch die Wälder tobten. Die Beuyssche Mänade hingegen ist von anderem Temperament: sie verkörpert eher den leichtfüßigen Tanz als die wilde Ekstase. Die Darstellungen von Frauen und Mädchen nehmen vor allem im zeichnerisch-malerischen Bereich des Werkes von Beuys zwischen 1945 und 1960 einen breiten Raum ein. Häufig tritt die Protagonistin unbekleidet auf, als Aktrice, Schamanin, Sibylle, Speerwerferin oder Mutter. Meist ist sie für sich allein, ganz ihrer Bewegung oder Handlung hingegeben, selten in einen szenischen Zusammenhang eingebunden oder mit einem männlichen Gegenüber. Sie wird in vielerlei Haltungen oder Verrichtungen gezeigt: stehend, schreitend, tanzend, als Trägerin eines Kindes, von Körben, Bällen, Früchten oder Knüppeln, als Honigsammlerin, oft eine unmittelbare Verwandte der Bienenkönigin, sei es durch ihre Tätigkeit, sei es aufgrund ihrer Körperformen. Viele Handlungen der Frauen sind dem alltäglichen Lebens- und Erfahrungsbereich entnommen, werden jedoch von Beuys durch eine von allen individuellen Zügen absehende Darstellungsweise ins Allgemeine, Überzeitliche erhoben.

BS

Joseph Beuys (1921–1986)
Elch mit Frau, 1957
Wasserfarbe (Aquarell) auf gelblichem Zeichenpapier, l. Rand gezähnt
21,9 x 31,6 cm

Das mit zarten Aquarellfarben gemalte Blatt zeigt einen Elch, der eine leichte Steigung aufwärtsschreitet. Seinen Kopf mit dem eher kleinen Schaufelgeweih und der mächtigen Schnauze hält er witternd in Richtung des Weges. Auf seinem Rücken trägt er eine hingestreckt liegende, nackte Frau. Ihr Kopf mit den nur leicht angedeuteten Gesichtszügen und dem langen Haar hängt wie leblos neben dem Elchkopf herab. Die Frau ist in einem Zustand der gänzlichen Passivität und Willenlosigkeit dargestellt, in dem sie auf die Fürsorge des Tieres angewiesen ist. Über Tier und Frau wölbt sich wie eine Aureole ein nur angedeuteter Regen(?)bogen, von dem aus ein einzelner Strahl auf den Oberkörper der Frau fällt. Vielleicht ein Hinweis darauf, daß das Ziel des Weges in höheren Zonen liegt, daß die Reise über die Schwelle von Tod und Wiedergeburt führt.
Die von Beuys den Tieren zugeschriebenen Eigenschaften als ›Mitakteure‹ und Verbündete des Menschen werden hier durch den Elch unmittelbar dargestellt: Der Mensch soll sich dem Tier anvertrauen und sich von seinen spirituellen und seelischen Kräften tragen lassen. Dieses Wasserfarbenblatt entstand zusammen mit einer Gruppe von Arbeiten vergleichbarer Thematik im Sommer 1957, als Beuys sich eben von einer etwa drei Jahre andauernden, lebensbedrohlichen Krise erholt hatte.

BS

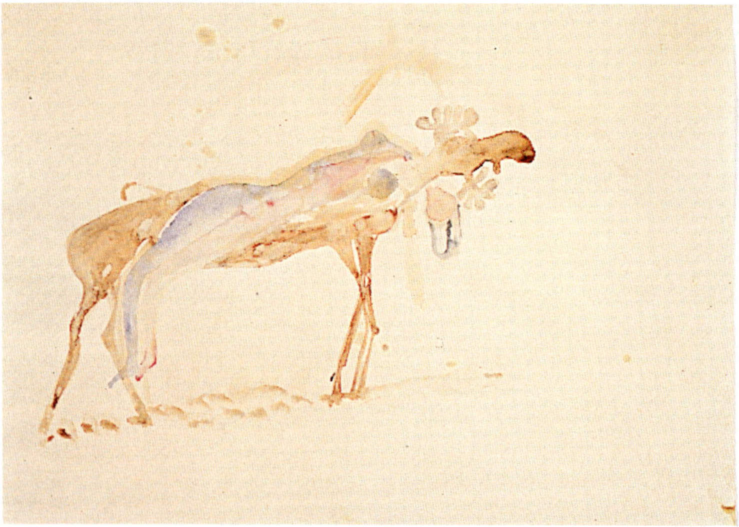

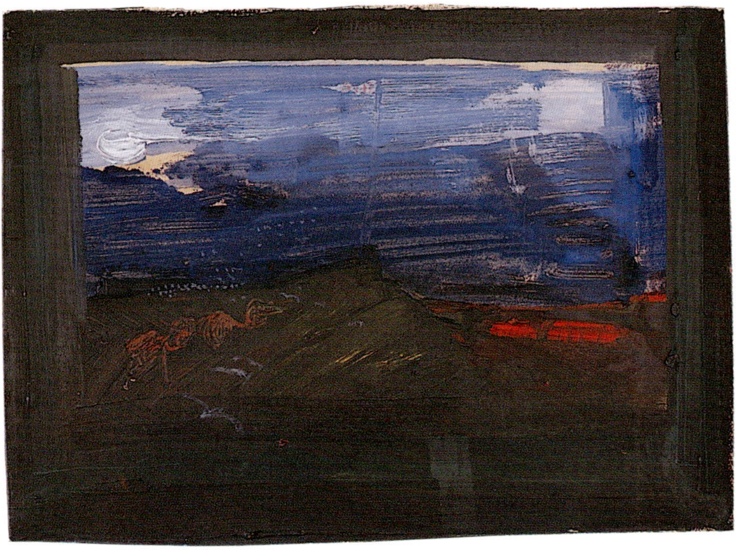

Joseph Beuys (1921–1986)
Am Asowschen Meer (Bagerowo), 1957
Ölfarbe auf beigefarbenem Karton
16,8 x 23,4 cm

Als Beuys in der sog. Phase der Feldarbeit im Sommer 1957 für drei Monate im Hause van der Grinten in Kranenburg weilte und dort eine schwere Krise überwand, nahm er auch seine künstlerische Arbeit wieder auf. Neben Zeichnungen entstanden in dieser Zeit Ölbilder kleinen bis mittleren Formats von rein malerischer Auffassung. Mehrere der Bilder, die von Schwarz und dunklen Blau- und Grüntönen geprägt sind, thematisieren das Meer und Schiffe oder Flugzeuge. Zu dieser Gruppe gehört auch das Bild *Am Asowschen Meer (Bagerowo)*. In der Mitte des düsteren Strandes erhebt sich ein Hügel, dahinter erstreckt sich das schwarzblaue Meer, das ohne trennende Horizontlinie in den Himmel übergeht. Einzelheiten hat der Maler nur flüchtig angedeutet: den Fahnenmast auf der Hügelspitze, an dem hoch oben ein Wimpel flattert, oder eine Gruppe von drei Segelschiffen rechts im Hintergrund. In seinen biographischen Notizen, die im Ausstellungskatalog von 1961 abgedruckt sind, führt Beuys zahlreiche »Orte, die im Krieg berührt wurden« auf. Unter dem Stichwort »wesentliche Eindrücke« nennt er auch »das Asowsche Meer«. Es ist ein flaches, nördliches Seitenbecken des Schwarzen Meeres. Im gleichen Katalog wird *Am Asowschen Meer (Bagerowo)* mit dem Zusatz: »nach einer Zeichnung aus dem Kriege« verzeichnet. Die Darstellung selbst zeigt nichts, was direkt mit dem Krieg in Verbindung gebracht werden könnte. Vielleicht deutet jedoch die düstere Farbigkeit dieses Bildes auf ein Nachwirken von Kriegseindrücken hin.

BS

Joseph Beuys (1921–1986)
o.T. (Über einer Landschaft fliegender Schwan), undat. (1957/58)

Spröder, chamoisfarbener Ton, unglasiert

H 83 cm, B 56 cm, T 4 cm

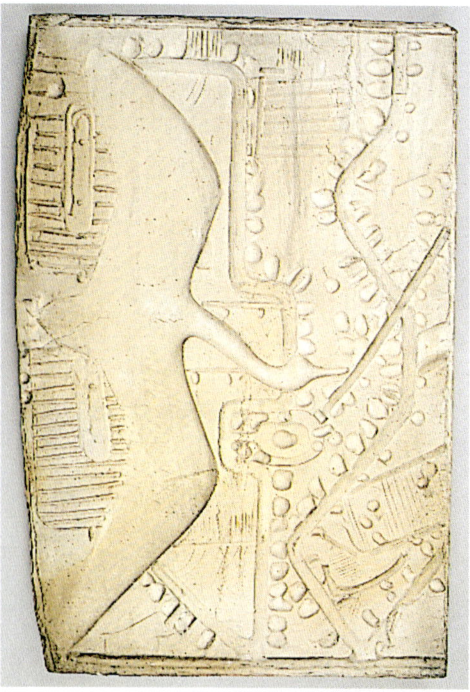

Eine landschaftliche Formation, die sich dem Betrachter aus der Vogelperspektive darbietet, überfliegt ein großer Schwan. Alleen und gefurchte Felder gliedern das Gelände. Anklänge an die Landschaft des Niederrheins werden hier deutlich. Dieses Thema gestaltete Beuys als Relief bereits Ende der vierziger Jahre während des Studiums an der Düsseldorfer Kunstakademie in Zusammenhang mit einer Aufgabenstellung des Lehrers Ewald Mataré, der seine Schüler mit den formalen Gesetzen des Reliefs vertraut machen wollte. Später hat er es in vielen Zeichnungen und plastischen Werken immer wieder formuliert. Der Schwan war das Wappentier der Klever Grafen, die ihre Herkunft auf Lohengrin als sagenhaften Stammvater zurückführten. Nicht zuletzt aufgrund dieser historischen Beziehung zu Beuys´ Heimatstadt Kleve ist er eines der von ihm bevorzugt dargestellten Tiere. Das Relief mit dem fliegenden Schwan ist Teil einer umfangreichen Wanddekoration, die Beuys 1957/58 im Auftrag des entwerfenden Architekten Konstany Gutschow für das neuerrichtete Gebäude der damaligen Chirurgischen Klinik der Medizinischen Akademie in Düsseldorf plante. Mehr als zwanzig Entwürfe für mehrteilige, keramische Wandplastiken reliefhaften Charakters mit überwiegend pflanzlichen und landschaftlichen Motiven hat Beuys angefertigt. Sie sollten in den Korridoren der Klinik auf Wänden aus rotem Ziegelmauerwerk angebracht werden. Letztendlich wurden jedoch von der groß angelegten Konzeption nur drei eher kleine, einteilige Reliefs in Ton ausgeführt, nämlich außer dem besprochenen die Arbeiten *o.T. (Gräberfeld)* und *o.T. (Wasserfall)*.

BS

Joseph Beuys (1921–1986)
Verschneiter Reiter, 1958
Gaze, Ton und Farbe
H 19 cm, B 20 cm, T 7,5 cm

Diese kleine Plastik gehört zur Werkgruppe der Plastischen Bilder, an der Beuys unter Einbeziehung von früher Entstandenem hauptsächlich zwischen 1957 und 1970 arbeitete. Insgesamt befinden sich aus dieser Gruppe rund 420 Werke im Museum Schloß Moyland.
Die Bezeichnung ›Plastische Bilder‹ verweist darauf, daß hier mehrere Kunstgattungen zu einem Werk vereinigt wurden. Es handelt sich dabei nicht nur um Malerei und Plastik, sondern auch um Arbeiten auf und mit Papier. Das Plastische hat jedoch gegenüber Malerei und Zeichnug die Vorherrschaft. Die Rahmung und Verglasung in Holzkästen oder Galerierahmen betont nachdrücklich die mehrfache Gattungszugehörigkeit der Arbeiten. Das plastische Element wird durch die Tiefe der Holzkästen hervorgehoben, die jeweils einen eigenen Bildraum für die Objekte schaffen. Der Rahmen, wie auch die ausschließlich frontale Betrachtungsmöglichkeit, zielen auf den Aspekt des Bildes ab.
›Bild‹ meint hier indes nicht nur etwas Formales, sondern ist auch im Sinne des Imaginären, Vorstellungsmäßigen zu verstehen, das die aktive Phantasietätigkeit des Betrachters weckt. So bei der kleinen, mit Mullbinden umwickelten Figur: Ihr poetischer Titel *Verschneiter Reiter* ruft eine Fülle von stimmungsvollen Bildern hervor und setzt einen Verwandlungsprozeß in Gang, bei dem das weiße, lockere Gewebe zu einer Schneedecke wird. Das Material ›Mullbinde‹ und die rotbraunen Flecken verweisen freilich auch auf den für Beuys´ Werk grundlegenden Bereich von Verletzung und Heilung.
Die Bandagen und der Zustand des Verschneitseins lassen Roß und Reiter wie erstarrt erscheinen. Im Sinne der von Beuys häufig eingesetzten Gegenbilder könnte diese Bewegungslosigkeit gleichwohl gerade für Bewegung stehen.

BS

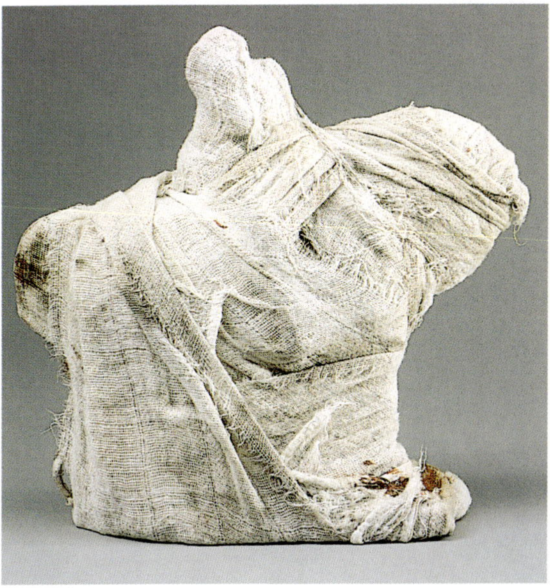

Joseph Beuys (1921–1986)
Zeitung mit Kreuz, 1962
Bedrucktes Papier, Kordel, Ölfarbe
H 32 cm, B 22,5 cm, T 2 cm

Ein geschichtetes Zeitungsbündel, auf dessen Vorderseite ein Ausschnitt der Kühlerhaube und Frontscheibe eines VW-Käfers abgebildet ist, wurde mit einem Bindfaden zusammengebunden. Die Verschnürung in Form eines Kreuzes ist mit rotbrauner Farbe übermalt, einer von Beuys als ›Braunkreuz-Farbe‹ bezeichneten und inhaltlich aufgeladenen Substanz. Aufgrund seiner Form wie auch der verwendeten Materialien vereint dieses Plastische Bild in sich Aspekte von Malerei, Plastik und Papierarbeit.

Die polaren Begriffe des Speicherns und Leitens von Energie spielen für das plastische und zeichnerische Werk von Joseph Beuys, aber auch für seine Plastische Theorie eine entscheidende Rolle. Die Verwendung von leitenden Materialien wie etwa Kupfer oder Werktitel wie *Batterie, Accu 1* oder *Aggregat* machen das bereits deutlich. Beuys bezeichnete auch derartige verschnürte Zeitungsbündel, die in seinem Werk zu Beginn der sechziger Jahre mehrfach auftreten, als Batterien: »Eine kompakte Batterie von Ideen. Wenn allein dieser Stapel von Zeitungen von unserem Jahrhundert übrigbliebe, gäbe er mehr Information über unsere Zivilisation und Gesellschaft als von vielen vergangenen Jahrhunderten auf uns gekommen ist.«

Der ›Volkswagen‹ war von den Nationalsozialisten als ein für jedermann erschwingliches Auto projektiert worden. In den fünfziger und beginnenden sechziger Jahren wurde der VW-Käfer dann sichtbarer Ausdruck des allgemeinen wirtschaftlichen Aufschwungs in Deutschland. Wenn man das bedenkt, so enthält diese ›Zeitungsbatterie‹ bereits auf dem Deckblatt vielfältige politische und wirtschaftliche Informationen.

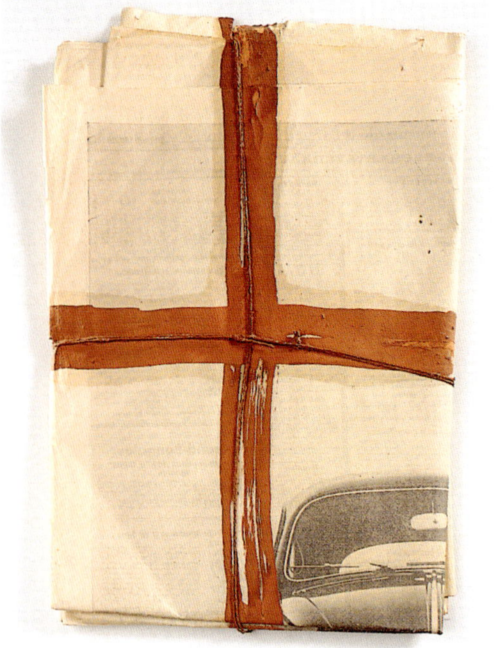

Das Fadenkreuz markiert mit dem Werk auch die enthaltene Information, weist es als etwas aus, wo Inhalte, Gedankengänge und Kräfte aus gegensätzlichen Richtungen zusammentreffen, sich kreuzen.

BS

Joseph Beuys (1921–1986)
Sibirische Symphonie, 1963
Ölfarbe und Tinte (mit Pinsel) auf dünnem, weißem Karton, Knickfalz am r. Rand, Sohlenspuren u. m. und am r. Rand
72 x 97,6 cm

Das Blatt zeigt annähernd formatfüllend einen Flügel mit breiter, stark verkürzter, offener Tastatur. Das mit ›Braunkreuz-Farbe‹ gemalte Instrument wird überkreuzt von grauen Linien mit unregelmäßigen Dreiecksformen. Die horizontale Linie steigt von links unten zwischen zwei geometrischen Formen empor, die Vertikale entspringt einem grauen Klumpen in der Mitte des unteren Blattrandes.
Der Titel dieses Ölfarbenblattes bezieht sich auf eine Aktion, nämlich auf die *Sibirische Symphonie 1. Satz,* die Beuys am 2. Februar 1963 an der Düsseldorfer Kunstakademie im Rahmen des Festivals FESTUM FLUXORUM. FLUXUS. aufführte. Ein Flügel spielte dabei eine wichtige Rolle. Beuys legte fünf Tonklumpen auf den Deckel, steckte Äste hinein und verband sie untereinander mit einer Kordel, die er weiterführte zum Herzen eines an einer Tafel hängenden, toten Hasen.
Vielleicht lassen sich im Ölfarbenblatt *Sibirische Symphonie* die grauen Dreiecke als formbare Klumpen des ›Urmaterials‹ Ton deuten, deren verbindende Linien den beiden konträren Polen des Plastischen entspringen, nämlich dem Amorphen (Klumpen in der Bildmitte) und dem Kristallinen (geometrische Formen am linken Rand), dem Chaotischen und Geordneten. Sie durchkreuzen die ›Klangskulptur‹ des spielbereiten Flügels, des Erzeugnisses einer hochentwickelten, aber auch kalten Kultur.
Sibirien verbindet sich für Beuys mit einer Lebens- und Denkweise von Menschen, denen im Unterschied zum ›Westmenschen‹ intuitive Fähigkeiten nicht abhanden gekommen sind, es ist der Ort der Schamanen. *BS*

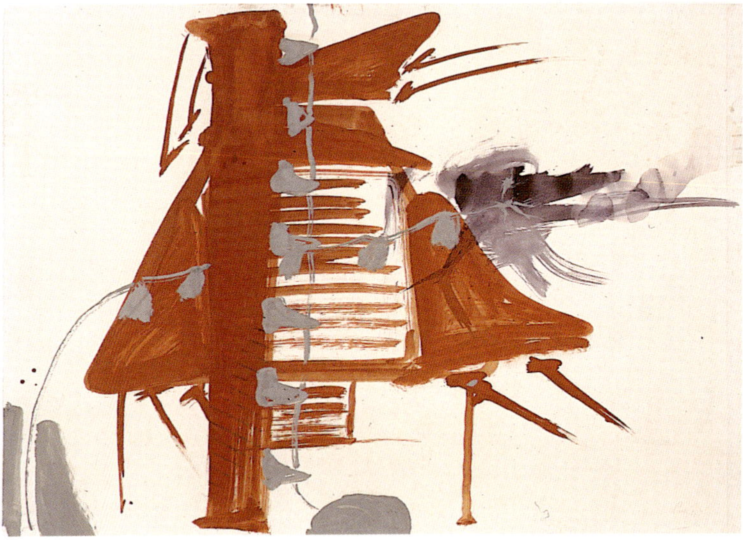

Joseph Beuys (1921–1986)
Der Chef , 1964
Leinen, Holz, Filz, Eisenblech mit Ölfarbe, Karton, Draht
H 184,8 cm, B 184,8 cm, T 20 cm

Die Aktionen spielen im Schaffen von Beuys eine zentrale Rolle, sie waren ihm wichtig, um den traditionellen Kunstbegriff zu erweitern. Zwischen 1963 und 1985 hat Beuys über 30 große Aktionen durchgeführt. Die Aktion *DER CHEF THE CHIEF Fluxus Gesang* fand 1964 in Kopenhagen und Berlin statt. In einem u.a. mit Fettecken präparierten Raum lag Beuys acht Stunden lang in eine Filzdecke eingewickelt auf dem Boden, in der Verlängerung seiner Körperachse zwei tote Hasen.
Über ein Mikrophon entsandte er unterschiedliche Geräusche. Zum Titel der Aktion erklärte er:
»Das Wort Chef kommt von Kopf. Und den hat jeder Mensch. [...] Jeder Mensch hat also die Möglichkeit zu bestimmen. Es ist also das Element der Selbstbestimmung drin. Das heißt Chef.«
Bei zahlreichen Werken wurden Relikte aus Aktionen in einen neuen Zusammenhang eingebracht und wandelten sich so zu eigenwertigen Objekten, wie bei *Der Chef.* Ein großes, quadratisches und ein etwas kleineres, unregelmäßig geschnittenes Filzstück sind auf eine Platte montiert, links darüber ein gerahmtes, rostiges Eisenblech mit weißer Aufschrift. Die beiden gestreiften Latten und die Pfeilspitze machen den Hinweischarakter des Werkes anschaulich. »Werkzeuge, die mal benutzt worden sind, um Hinweise zu geben«, wie Beuys einmal in anderem Zusammenhang äußerte. Die schräge Holzlatte verbindet von unten nach oben den Filz, das Material chaotischer Struktur, mit der Tafel, die sich auf den Kopf bezieht: eine Aufforderung zu ganzheitlich geprägter Selbstbestimmung. *BS*

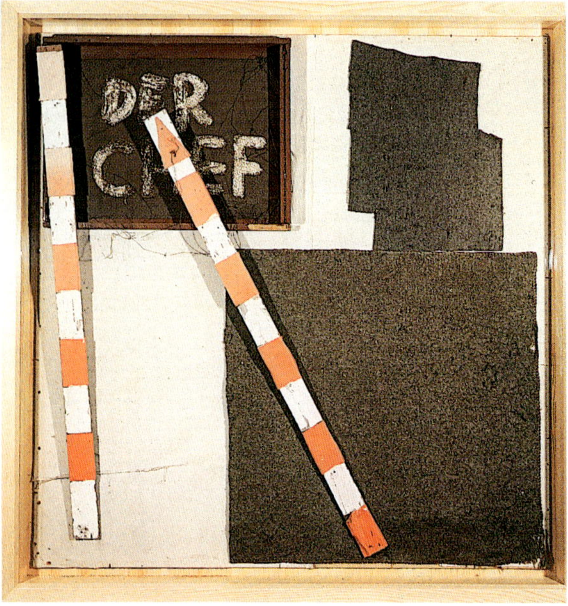

Joseph Beuys (1921–1986)
Das Schweigen von Marcel Duchamp wird überbewertet, undat. (1964)

Papier, Ölfarbe (Braunkreuz), Tinte (mit Feder), Filz, Schokolade und Schwarzweißphotographie, geklebt
H 157 cm, B 178 cm, T 2 cm

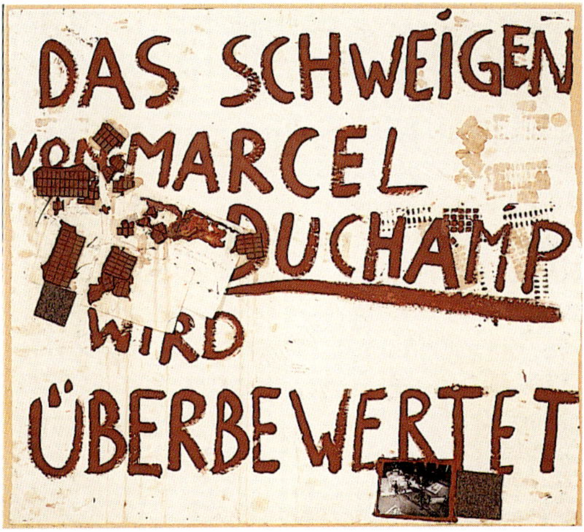

DAS SCHWEIGEN / VON MARCEL / DUCHAMP / WIRD / ÜBERBEWERTET: mit ›Braunkreuz-Farbe‹ geschrieben, füllt dieses Statement das gesamte Format des Plastischen Bildes. Vor dem Nachnamen sind Papierbögen mit Schokoladetafeln aufgeklebt, ferner ein quadratisches Filzstück. Ein weiteres Filzstück flankiert rechts unten ein Aktionsphoto. Diese Arbeit wurde von Beuys aus Requisiten der programmatischen Aktion gleichen Titels zusammengesetzt, die am 11. Dezember 1964 als Life-Sendung des Landesstudios Nordrhein-Westfalen des Zweiten Deutschen Fernsehens in Düsseldorf stattgefunden hatte. Während der Aktion strich Beuys Fett in einen Bretterwinkel, die Platte mit der Aufschrift DAS SCHWEIGEN ... lag vor ihm auf dem Boden. Darauf ordnete er Schokoladetafeln an, preßte Fett in ein Filztuch. Die Materialien von Aktion und Plastischem Bild Filz (Wärme, Speicher), Fett (Energie) und Schokolade (›Liebesgabe‹) zielen unmittelbar auf lebensnotwendige Bedürfnisse des Menschen ab. Die titelgebende Formulierung entspringt einer zeitgenössischen Debatte unter den Fluxus-Künstlern über Marcel Duchamp und die Rolle des Künstlers in der Gesellschaft: politisch-soziale Tätigkeit kontra Schweigen. Nach Beuys' eigenen Worten »enthält [der Satz] Kritik an Duchamps Anti-Kunstbegriff und ebenso an seinem späteren Verhalten und dessen Kultivierung, als er die Kunst aufgab und nur noch dem Schachspiel und der Schriftstellerei nachging.« Für Beuys, der mit seiner anthropologischen Kunst verändernd auf die Menschen einwirken wollte, ist hingegen Kommunikation, also Sprechen im weitesten Sinne, das grundlegende Mittel zu eben dieser Veränderung.
Marcel Duchamp (1887–1968) gab mit seinen Ready-mades der Kunst des 20. Jahrhunderts entscheidende Anstöße: Er erklärte industriell gefertigte, alltägliche Gebrauchsgegenstände wie einen Flaschentrockner (1914) oder ein Pissoirbecken (1917) zu Kunstwerken und kritisierte damit den traditionellen Kunstbegriff.

BS

Joseph Beuys (1921–1986)

Ozeansymphonie, 1964

Schallplatte, Zinkguß
H 4 cm, D 28,9 cm

Wie so häufig bei den Plastischen Bildern, bediente sich Beuys auch bei *Ozeansymphonie* der Montagetechnik: Er kombinierte heterogene, dreidimensionale Gegenstände, oft solche, die er im Alltag vorfand.
Knapp hinter die Mitte einer mit dem Entreakt aus *Carmen* von Georges Bizet bespielten Schallplatte setzte Beuys einen kleinen Leuchtturm. Dieser steht auf einem Felsen, über den hinab Stufen ins ›Meer‹ führen. Die Farbigkeit der Arbeit wird in erster Linie durch düstere Töne geprägt: das Schwarz von Schallplatte und Felsen, aus dem das Rot und Weiß des Turmes hervorleuchten. Durch die Kombination der Fundstücke im Zusammenhang mit dem Werktitel *Ozeansymphonie* verändert sich deren Bedeutung: Die Platte verwandelt sich zum weiten, von (Klang)wellen durchzogenen Ozean mit der fast verloren wirkenden Leuchtturminsel. Die Bezeichnung *Symphonie* überträgt das Bild aus der Natur in den Bereich der Musik, spricht neben dem Gesichtssinn auch das Gehör an. Eine derartige Beteiligung verschiedener Sinne, aber auch ein Zusammenwirken unterschiedlicher künstlerischer Bereiche spielt in dem auf das Ganzheitliche abzielenden Schaffen von Beuys eine entscheidende Rolle. Sehr häufig bezieht er auch die akustische Dimension mit ein, Musik und Anti-Musik in Form von Geräuschen oder Stille. Zwischen den einzelnen Sinnesorganen soll ein wechselseitiger Austausch stattfinden. Nach Beuys´ Vorstellung ist Plastik nämlich nicht nur ein optisches, sondern ebenso ein akustisches Phänomen.

BS

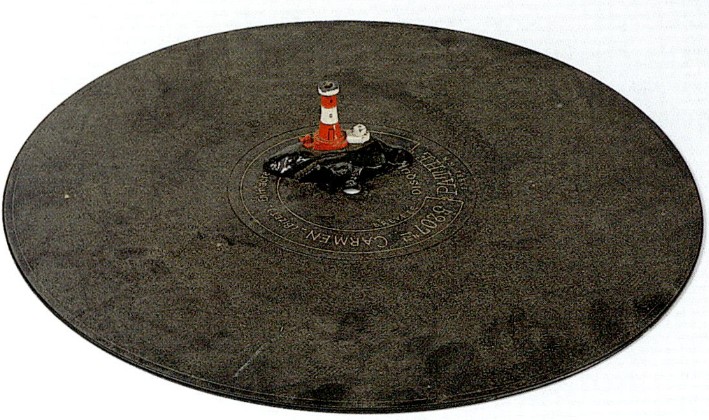

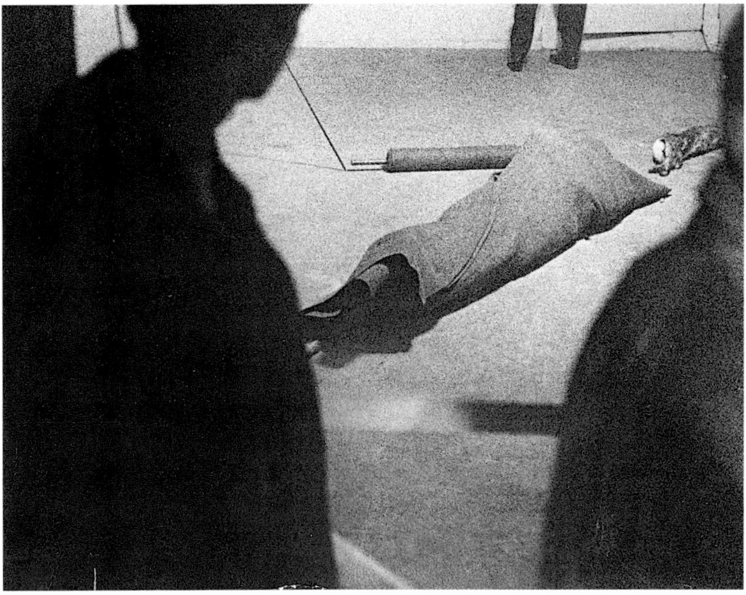

Jürgen Müller-Schneck geb. 1942
lebt in Berlin
Aktion: *DER CHEF THE CHIEF*
Fluxus Gesang, Berlin, 1. Dez. 1964
Barytpapier, sw, glänzend
21 x 29,4 cm

Für die Dokumentation und Interpretation von zeitlich begrenzten Ereignissen wie den Aktionen sind Photographien mit die wichtigste Quelle. Das mit einem grobkörnigen Film aufgenommene Photo gibt viel von der Atmosphäre der Aktion *DER CHEF THE CHIEF* wieder: das Gedränge der Zuschauer an der schmalen Tür vom Vorraum der Galerie Block in Berlin zu dem Raum, in dem Beuys in eine Filzdecke eingewickelt lag. Deutlich wird auch die klare Anordnung der Aktionsmaterialien: Quer zur großen Filzrolle mit dem Künstler liegt ein in Filz eingewickelter Kupferstab, hinter ihm ein toter Hase. Ein weiterer Kupferstab lehnt in Verlängerung der Achse des ersten links an der Wand.
Dieses Aktionsphoto steht stellvertretend für den umfangreichen Sammlungsbereich der Photographien zu Leben und Werk von Joseph Beuys, der in die museale Präsentation jedoch nicht miteinbezogen wurde. Er umfaßt Werkaufnahmen, Aufnahmen zur Person des Künstlers und seinem öffentlichen Auftreten von bekannten Photographen ebenso wie von Amateuren. Wie bei kaum einem anderen Künstler sind Leben und Werk von Joseph Beuys von der Photographie begleitet worden, wurde sein Bild nachhaltig durch photographische Bilder geprägt.

BS

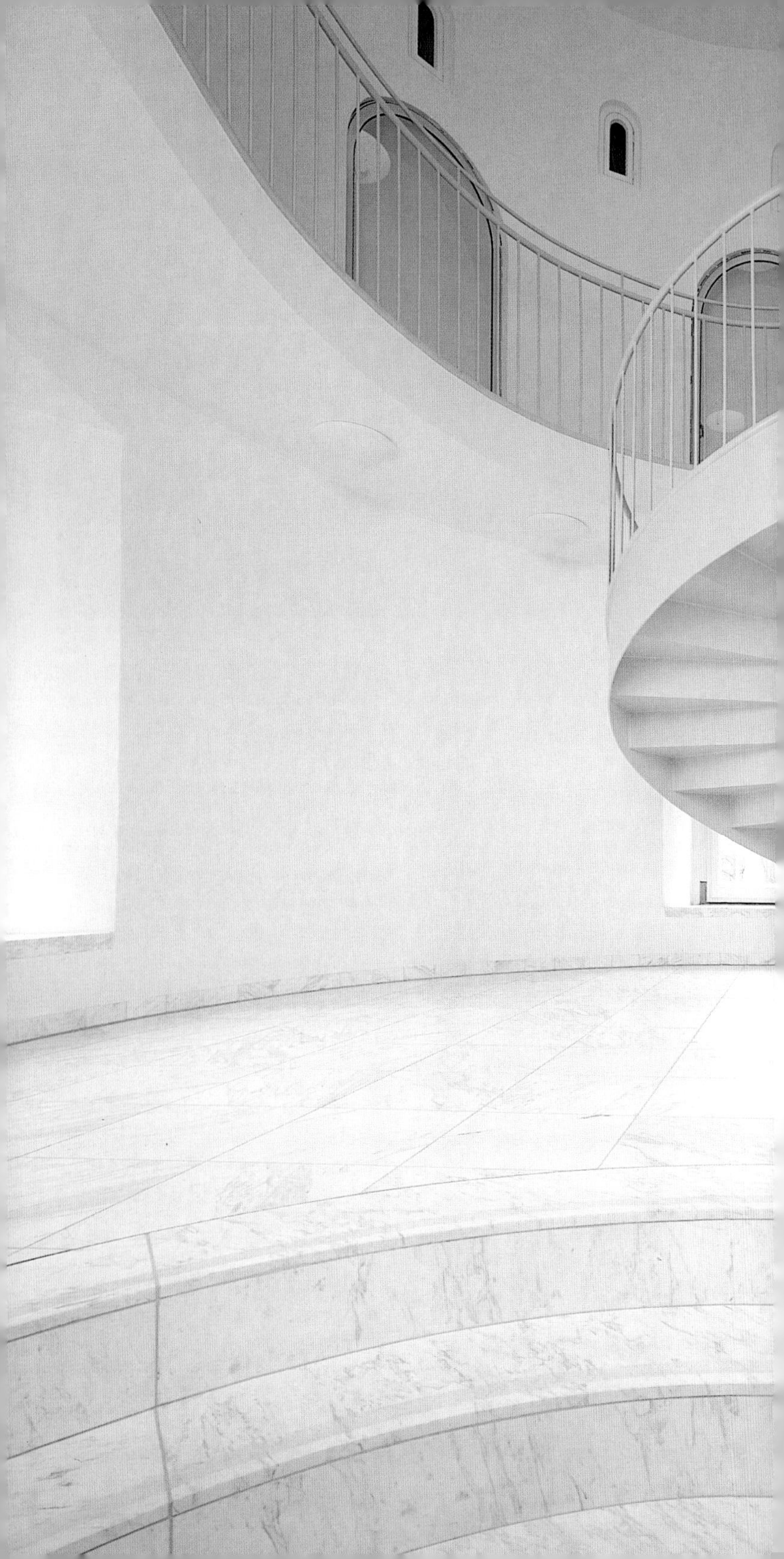

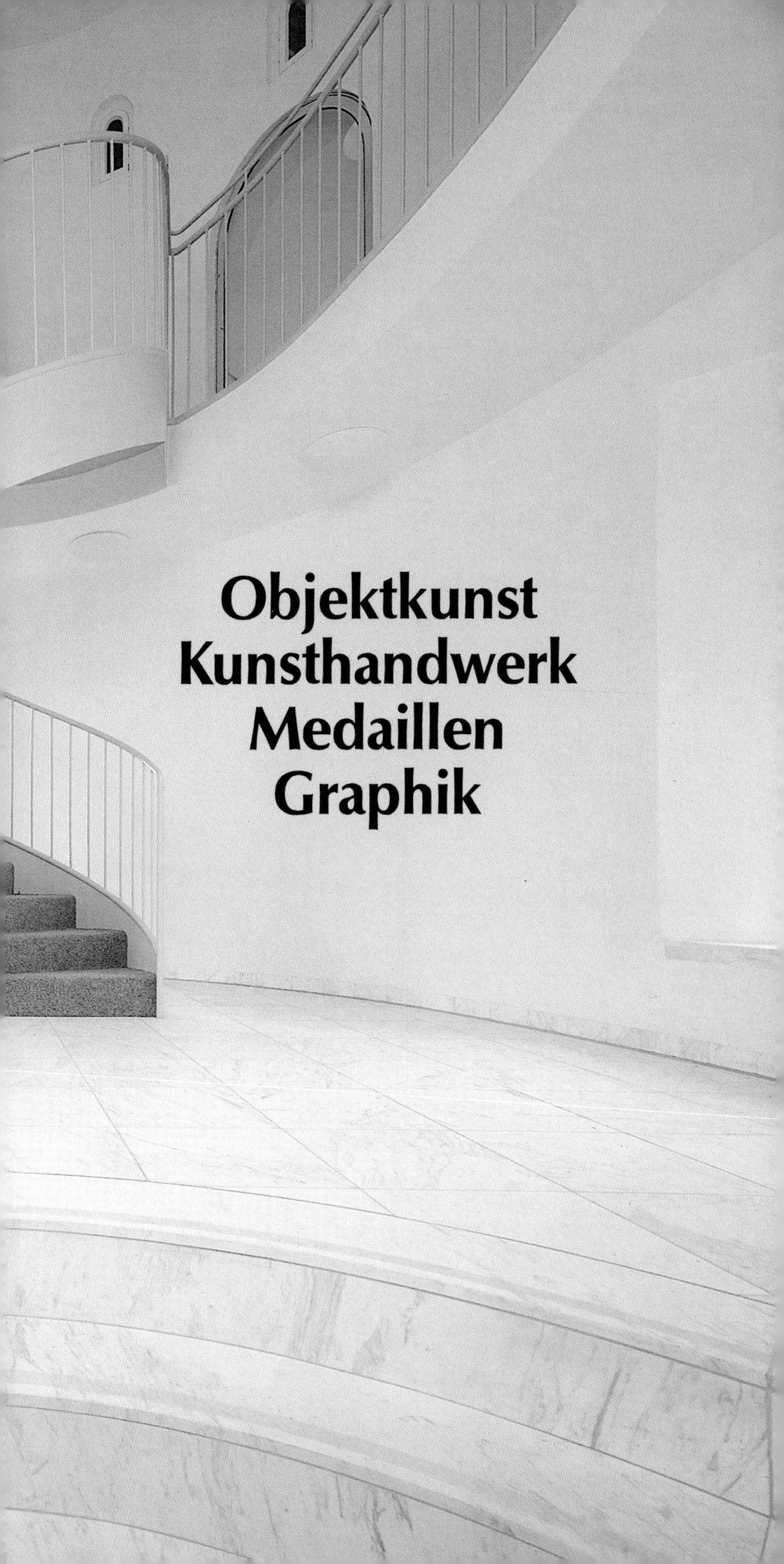

Objektkunst
Kunsthandwerk
Medaillen
Graphik

Arman geb. 1928
lebt in Nizza und New York
Explosionsbild, 1963
Teile eines Feuerwerkskörpers, Asche, Schnur, Klebstoff auf Papier
49,8 x 64,8 cm

Arman gehörte Anfang der sechziger Jahre zu den Mitbegründern der ›Nouveaux Réalistes‹, einer Gruppe von Künstlern, deren Forderung war, daß Kunst fortan die Realität nicht mehr abbilden solle, wie es eine traditionelle Kunstauffassung noch beinhaltete. Ein neues, den Zeitumständen angemessenes Verständnis von Kunst sollte vielmehr die Realität so unverfälscht zeigen, wie sie den Alltag der Menschen bestimmte. Wirklichkeit – das war für die Neuen Realisten vor allem die Kehrseite der Zivilisation: Schrottplätze, Müllhaufen, zerfledderte Plakatwände und die eigentümliche Faszination lebloser Gegenstände. Die Zuspitzung einer solchen Wirklichkeitserfahrung offenbart sich in Armans Explosionsbildern und in seinen Aktionen, die mit der Sprengung von Gegenständen einhergingen. Arman legte so im *Explosionsbild* einen Feuerwerkskörper auf das Papier, deckte ihn während der Explosion ab und fixierte die zerborstenen Partikel und Rußspuren mit Klebstoff. In der gleichen Phase um 1963 sprengte er beispielsweise auch einen Sportwagen, dessen zerstörte Überreste auf einer Hartfaserplatte angebracht wurden (*White Orchid*, 1963). War damals die provokante Handlung Ausdruck einer schonungslosen Sichtweise auf ein zerrissenes Zeitalter, bleiben heute nur die Relikte einer dramatischen Aktion mit ihrer zum Teil morbid-brüchigen, bisweilen auch poetischen Ästhetik.

UB

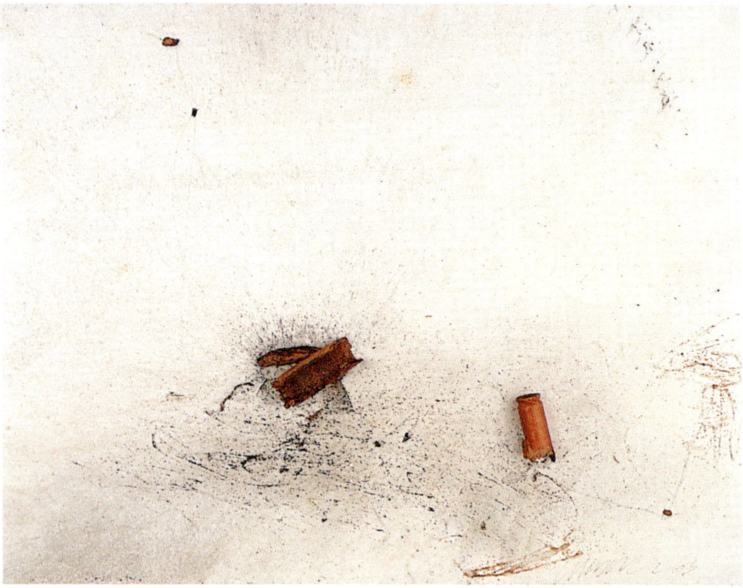

Wolf Vostell geb. 1932
lebt in Berlin

Vier Aktentaschen aus dem Happening *Weißer als weiß*, 1964

Ledertaschen, Ölfarbe, Klebstoff, Objektkasten: Nadelholz
Maße des Objektkastens: H 155 cm, B 57,5 cm, T 14,5 cm

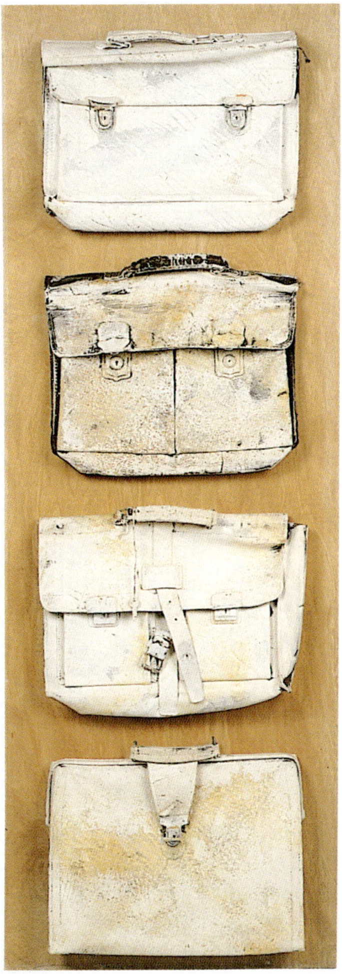

Die europäische Variante der Kunstform ›Happening‹ wurde bereits 1958 von Wolf Vostell begründet, als er in verschiedenen Straßen von Paris themenbezogene Aktionen mit Publikum durchführte. Vostell instruierte damals wie in späteren Happenings die Teilnehmer mit genauen Handlungsanweisungen; eines seiner längsten fand im November 1964 in Ulm statt, wo er die Anwesenden sechs Stunden lang mit Bussen von einem Ereignisort zum anderen chauffieren ließ. Sein Credo dabei lautete: »keine flucht aus der wirklichkeit, sondern in die wirklichkeit«. Demzufolge erklärte er das Leben selbst zum Kunstwerk und traktierte seine happeningfreudigen Anhänger beispielsweise mit ohrenbetäubendem Fluglärm, ließ sie, Gasmasken tragend und Kinderwagen schiebend, einen Trauerzug durch ein Parkhaus formieren oder unter großen, weißen Tüchern in einem Swimmingpool umherkriechen. *das blendendste weiß unseres lebens* – Thema dieses letzteren der legendären Happenings in Ulm – verspottete die Mechanismen der Werbung.
Die *Vier Aktentaschen* entstammen einem Happening, das nur wenig später nach der Ulmer Aktion am 11. Dezember 1964 in Düsseldorf während einer Live-Sendung des Zweiten Deutschen Fernsehens, Landesstudio Nordrhein-Westfalen, stattfand. Sein beziehungsvoller Titel *Weißer als weiß* spielte wieder an auf ein abgedroschenes Klischee der Waschmittelwerbung, das sich seit Jahrzehnten unverändert lebendig zeigt, allerdings mittlerweile eine ironische Brechung erfahren hat.
Über Joseph Beuys sind die *Vier Aktentaschen* in die damals noch private Sammlung van der Grinten gekommen.

UB

Holger Runge geb. 1925
lebt in Meerbusch-Osterath
Solinger Gesangverein, 1981
Metallschablonen, Schrauben,
Farbe auf Holzplatte
H 99 cm, B 171 cm, T 10 cm

Für Holger Runge ist alles Figur. Jeder Gegenstand offenbart ihm einen Charakter, und er läßt jeden, den er erwählt, Rollen spielen. Seine plastischen Materialbilder schließlich sind Bühnen, jedes der verwendeten Fundstücke hat Physiognomie und Gestus. Allein oder im Chor spielt es eine stille Szene, eine hintersinnig weltklug heitere, vor dem virtuellen Raum des Hintergrundes, den er wählt, färbt und gliedert; bis ins einzelne ist er der Regisseur, er erweckt das Ensemble zum Leben. Holz, Leder, Metall und Glas, Muscheln, Knochen und Federn, das Gerät und das Kleidungsstück, natürlich Verwittertes und fabrikativ Genormtes vermag er zu handelnden Figuren zu machen, es fehlt nicht viel, daß er sie sprechen und singen ließe.

Der *Solinger Gesangverein* jedenfalls scheint zu singen. In einer zwanglosen Gruppe hat sich rechts der Chor aufgestellt, bis in die Mitte vorkommend, locker, aber in Körperhaltung und der Ausrichtung der Gesichter auf Einklang gestimmt. Links ist der Dirigent ihnen entgegengewandt, in schwingend ausgreifender Bewegung scheint er dessen Einklang geradezu heraufbeschwören zu wollen. Der Raum scheint offen, seine Linien sind fließend, man singt im Freien. Die Gestalten in ihrer Natürlichkeit aus Metallschablonen einer Solinger Fabrik sind spielend zueinander in Bezug gesetzt und mit Schrauben fixiert; aber auch die Schrauben und die Löcher, die für sie bereit wären, sind Teil der Figur und Ausdruck ihres Wesens. Und was von Gestalt zu Gestalt derselben Prägeform entstammt, gewinnt Eigenheit aus unterschiedlicher Färbung. Die Sänger, im Chor auf Gleichmaß gebracht, sind, wie es sich für sie gehört, Individuen. Man meint, ihr jeweils persönliches Timbre zu erlauschen.

FJvdG

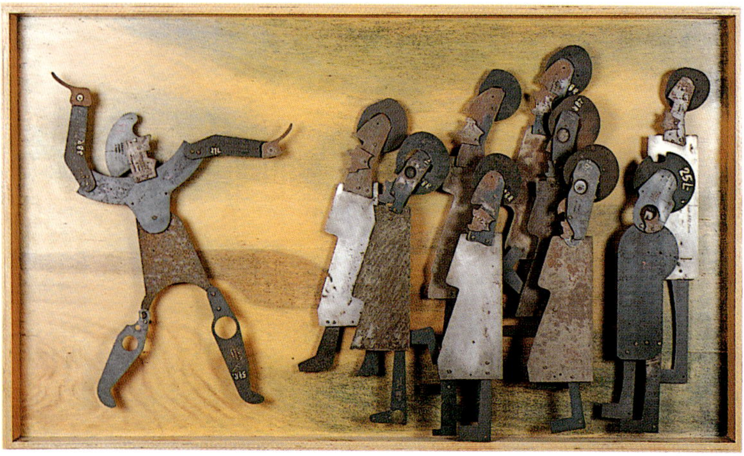

Burkhart Beyerle geb. 1930
lebt in Konstanz
o.T. (Blumentopf), um 1975
Blumentopf, Nägel, Beton, bemalt
H 23 cm, D 33,5 cm

Es handelt sich keineswegs um einen Spaß des im Kirchzartner Tal aufgewachsenen Burkhart Beyerle. Vielmehr stellt dieses Werk exemplarisch die Spannung zwischen der Sehnsucht nach Schönheit und ihrer schonungslosen, selbstironischen Infragestellung dar: Ein Blumentopf, gefüllt mit Beton, darin befestigt vier große Nägel. In der Mitte des Topfes erhebt sich leicht ein quadratisches Gebilde, von dessen dottergelber, ebenfalls quadratischer Mitte aus die gesamte Komposition des Werkes festgelegt wird. Ironisierte Schönheit: Der Künstler hat keine Angst vor den Farben Rot, Gelb, Blau und Grün, setzt sie mit direkter Härte gegeneinander ab, macht sie zu Handlungsträgern eines Verweigerungsspiels.
Beyerle ist in der Sammlung außer mit zahlreichen Objekten auch mit vielen Bildern, Zeichnungen und Graphikblättern vertreten. Er steht dem eigenen Werk mit einer offenen Skepsis gegenüber, was ihn unter anderem einmal dazu bewegte, seine Zeichnungen in einem Ausstellungskatalog unter dem Titel ›Zeichnungen und Verderbungen‹ aufzulisten.

RM

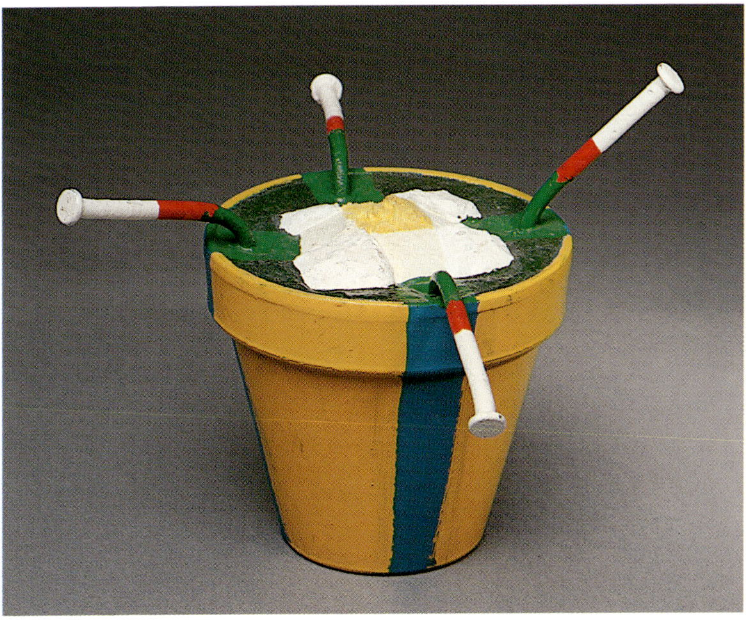

Axel Vater geb. 1949

lebt in Krefeld

Schwurhand, 1992

Zigarrenkiste, Holz, Papier, Holzspatel

H 28,4 cm, B 18,1 cm, T 9 cm

Geheimnisvoll erhebt sich die Hand zur heilig-verbindlichen Geste, dem Schwur. Ganz ohne Titel würde man vielleicht nicht unbedingt auf den Inhalt dieser Objektmontage kommen. Aber die düstere Feierlichkeit teilt sich auch ohne verbale Erläuterung mit. Sarghaft ist die hölzerne Zigarrenkiste, um deren Ränder sich stellenweise das Dekorationspapier faltet. Wie ein Zeichen am Himmel schwebt der Holzspatel auf dem dunklen Grund des marmorierten Papiers über dem ovalförmigen, mit gezeichneten Pflanzen gefüllten Nimbus, der den überhöhenden Hintergrund für das zentrale, fast aus der Kiste herausberstende Objekt bildet.

Dieses gibt sich zunächst als das, was es ursprünglich war: ein Astteil mit Verzweigungsansatz, durch Beil und Säge abgetrennt vom Baum. Erst die Plazierung in den beschriebenen Zusammenhang verleiht ihm den Charakter der schwörenden Hand.

Axel Vater studierte anfangs Bühnenkunst an der Akademie in Düsseldorf, wurde als Bühnenbildner tätig und setzte dann an derselben Akademie das Studium fort, nun bei Rolf Crummenauer, orientiert auf freie Kunst. Ernst und Schwere zeichnen viele seiner Werke aus. Tod, Vergänglichkeit und Leiden sind Themen, die er mit erstaunlich einfachen Mitteln spürbar macht. Die Objektkästen bilden nur einen Teil seines Œuvres. Daneben gibt es Werkreihen auf dem Gebiet der Zeichnung, Graphik und Photographie, vielfach sich zusammenfindend in der Bildcollage.

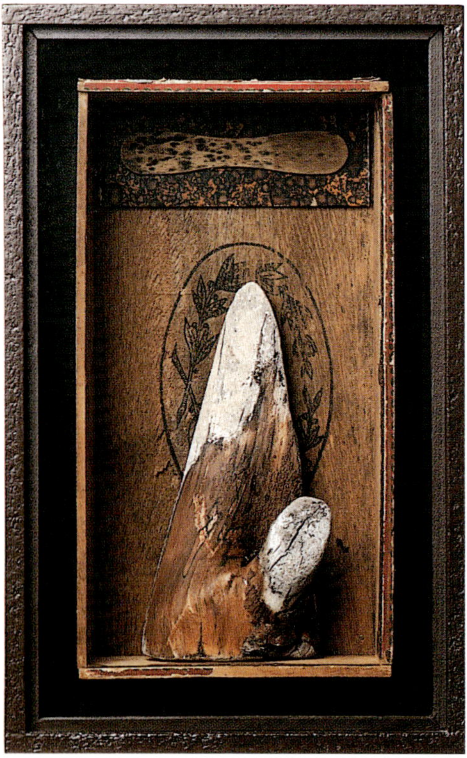

RM

Amédéé
Duc de Caranza

(Lebensdat. unbek.)

Vase, undat. (um 1900)

Glas

H 27,7 cm, B 12,6 cm, T 8,3 cm

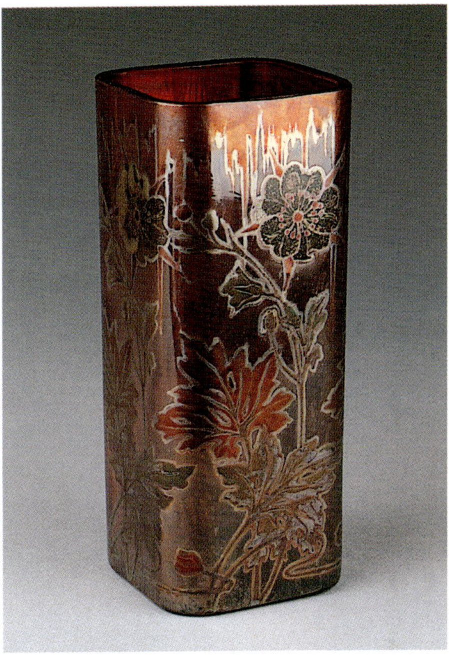

Im Ensemble der Glaskünstler, die um die Jahrhundertwende der französischen Art nouveau unvergleichlichen Glanz verliehen haben, nimmt Duc de Caranza eine Sonderstellung ein. Weder hat er in der Überfangtechnik, also in mehreren Blasvorgängen mit unterschiedlich farbigem Glas homogene Schichten angelegt, die, per Schliff oder Ätzung partiell weggenommen, in einem feinen Relief die unterschiedlichen Töne zu einem gemeinsamen Klang vereint, noch hat er mit Glaspaste Gebilde oder Strukturen geschaffen, die nachdrücklich plastisch sind. Seine Gefäße sind vielmehr in ihrer Oberfläche geebnet, und ihre Gesamtform ist eine kubisch einfache. Ihre formale Strenge wird freilich aufgehoben durch den Reichtum und die Freiheit dessen, was sie bildhaft überzieht: blühender vielfiguriger Pflanzenwuchs in uneingeschränkter Ausbreitung, malerisch im Duktus, farbreich und im linearen Fluß der Umrisse metallisch aufschimmernd. Durchscheinend heben die Kontraste sich auf und es bietet sich der Eindruck einer Farbmischung, dämmrig atmosphärisch wie in einem Aquarium. Das setzt Transparenz voraus, und diese wird durch den glatten Schliff der Oberfläche erzielt, der auch den Blumen eine zarte Durchsichtigkeit verleiht. Vor allem aber läßt er sie selbst Teil der Oberfläche werden, sie sind mit ihr eins. Die Schwere des Gefäßes hebt sich auf, fast ist es Behältnis der Gegebenheiten, die es zeigt, als seien sie projiziert vom Inneren her. Kaum vorstellbar, daß ein solches Gebilde als Vase gedient haben sollte: Die wirklichen Blumen hätten sich einer empfindlichen Konkurrenz ausgesetzt gesehen. Caranzas Werk ist nicht umfangreich, seine Arbeiten haben den Charakter von Solitären, sie suchen nicht die Nachbarschaft. In ihrer Mischung von Strenge und Zartheit scheinen sie so empfindlich wie sie kraftvoll sind.

FJvdG

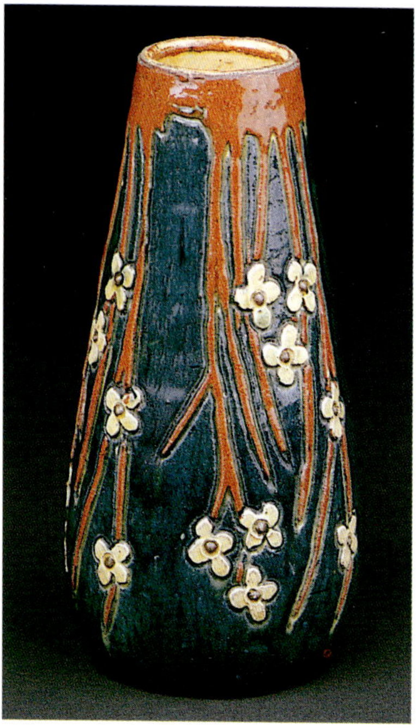

Anonym (Flandern, Torhout?)
Vase mit farbigem floralen Dekor, 1900 – ca. 1920
Keramik, glasiert
H 24,4 cm, D 12 cm

Ob diese Vase tatsächlich im westflämischen Torhout oder im Umfeld dieses ehemals bedeutenden und bei Sammlern sehr geschätzten Produktionszentrums buntfarbiger Keramik entstanden ist, muß vorerst als nicht genau bestimmbar gelten. Sie darf aber durchaus und uneingeschränkt in einem Atem mit gesicherten Produkten des ›Torhouts Aardewerk‹ genannt werden, und zwar mit solchen aus der Zeit der unmittelbaren Einflüsse der belgischen und französischen Art nouveau. Sowohl Jugendstilmotive als auch symbolistische Darstellungen wurden von den eher bäuerlichen Werkstätten aufgegriffen, nachdem sie von Unternehmern aus den großstädtischen Zentren dazu angeregt wurden.
Bei der abgebildeten Vase, deren Entstehung wohl zwischen 1900 und etwa 1920 zu datieren ist, erheben sich die figurativen Elemente geringfügig vom Untergrund. Eigentlich handelt es sich um zwei Ebenen. Die eine setzt am unteren Vasenrand an, die andere, leicht hervortretende Fläche fängt am oberen Rand an und geht mit ihrem erdigen Braunton in die Figuration der Pflanzenstengel über. In einer auf harmonische Verteilung angelegten Komposition wird dieses Ensemble von kleinen Blumenmotiven aufgehellt. Die gesamte Zeichnung ist, wie dies bei vielen Torhout-Produkten jener Jahre der Fall ist, durch eine Einritzung in den Vasengrund zustande gekommen.

RM

Erich Wilhelm John (1907–1993)
Vase, 1964
Porzellan
H 37,3 cm, D 7,5 cm

Neben seinem künstlerischen Studium und dem der Kunstgeschichte und Archäologie hat Erich W. John eine Ausbildung als Porzellanformer absolviert. Seine vielfältigen Kenntnisse und die Empfänglichkeit, die sich aus ihnen ergab, ließen ihn zu einem fruchtbaren, immer wieder sich aus sich selbst erneuernden Maler, Zeichner und Graphiker werden, dem sich jeder Augeneindruck aus den Gedanken, die er weckte, als darstellungswürdig anbot und dem jede Übung der Hand zu einer disziplinierten Ausdruckslinie sich verpflichtete. Seine Glasfenster mögen dabei die malerisch-zeichnerische Synthese bieten, auch sie sind an Zahl und Vorgehensweise vielfältig.
Daneben ist sein Beitrag zur Porzellankunst der Gegenwart nicht unbeträchtlich. Für die Manufakturen Rosenthal und Fürstenberg hat er vor allem Vasen entworfen. Dabei waren seine Gestaltungen, vom Ernst seiner Bildkunst getragen, frei von aller spielerischer Eleganz; sie sind eher streng und von plastischer Grundsätzlichkeit. Seine Werkzeichnungen sind Erzeugnisse eines kundigen Designers, und er hat die Modelle der plastischen Ausformung selbst hergestellt. Die Sammlung seiner Gefäße wird ergänzt durch solche Beispiele des definitiven Modellierens und durch Zeichnungen.
Die relativ große weiße Vase, die in der Porzellanmanufaktur Fürstenberg hergestellt worden ist, behauptet ihr Volumen zwischen Körper und Säule. Auf rundem Grundriß erhebt sie sich zur mittleren Höhe hin schwellend und nimmt nach oben etwas schneller im Umfang ab, so daß der Hals aus dem sich die Öffnung flachrund ausbreitet, enger ist als der Fuß. So verbindet sie Standfestigkeit und Leichtigkeit mit einem selbstverständlichen statuarischen Ernst, ist Figur an sich so gut wie ein Behältnis, das sich nutzen ließe.

FJvdG

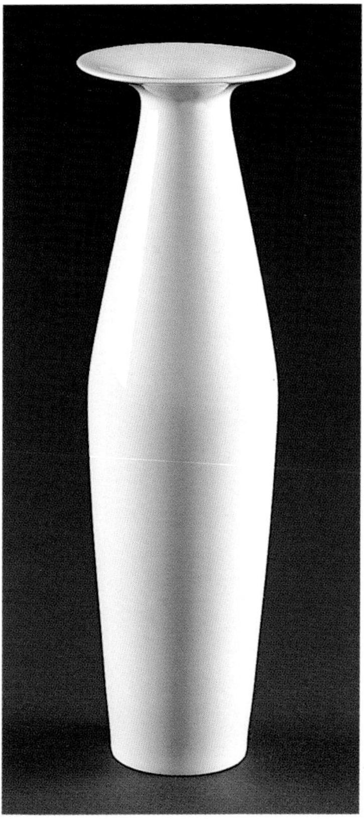

Rudolf Ferdinand Marschall

(1873–1967)

Mann im Schlangennest, 1902/03

Bronze

H 11 cm, B 11 cm, T 0,8 cm

Rudolf Ferdinand Marschall zählt zu den bekannteren österreichischen Medailleuren der Jahrhundertwende. Die hier gezeigte Plakette gehört zu der Kategorie Kunstplakette (bzw. Kunstmedaille), die sich dadurch auszeichnet, daß ihre künstlerische Gestaltung den Vorzug gegenüber ihrer Denkmalfunktion hat. Die Memorialfunktion besteht hingegen darin, daß eine bestimmte Person geehrt oder ein Ereignis festgehalten wird.
Marschalls Plakette löst sich vollkommen von der sonst üblichen Plaketten- oder Medaillenform, dem regelmäßigen, aber einengenden Viereck, Rund oder Oval. Die Plakette zeigt einen in einem Schlangennest gefangenen Mann, der über seine ausweglose Situation schier verzweifelt. Sein nach hinten gebeugter Oberkörper ist bis zu den Hüften entblößt, er wirft den Kopf weit zurück und hält die Hände vor das Gesicht. In dieser Haltung zeigt sich das Muskelspiel der Arme. Der Brustkorb und sein rechter Arm ragen aus der sonst flach gearbeiteten Platte heraus, was den Befreiungsversuch, das Herausbrechenwollen, akzentuiert. Hinter dem Gefangenen befindet sich eine Frau mit ausgebreitetem Gewand, die über ihm schwebt. Ihre geöffneten Arme sind dürr, das Gewand gleicht Fledermausschwingen.
Das Bildmotiv bezog Marschall aus der Literatur, eine derzeit gängige Vorgehensweise, da märchenhafte und symbolistische Stoffe beliebte Themen in der Kunst der Jahrhundertwende waren. Dabei ist die Darstellung der Frau als Fledermaus nichts Ungewöhnliches, jedoch wurde sie meist mit dem Vorzug erotischer Anziehung festgehalten.

EW

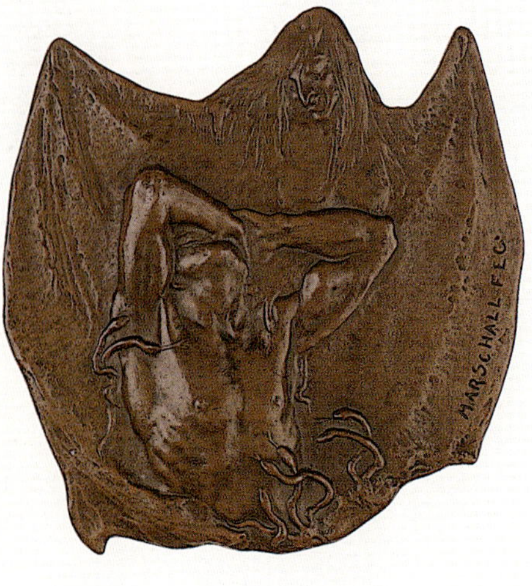

Ovide Yencesse

(1869–1947)

Mutter mit Kind, um 1906/07

Bronze

H 4,5 cm, B 5 cm, T 0,3 cm

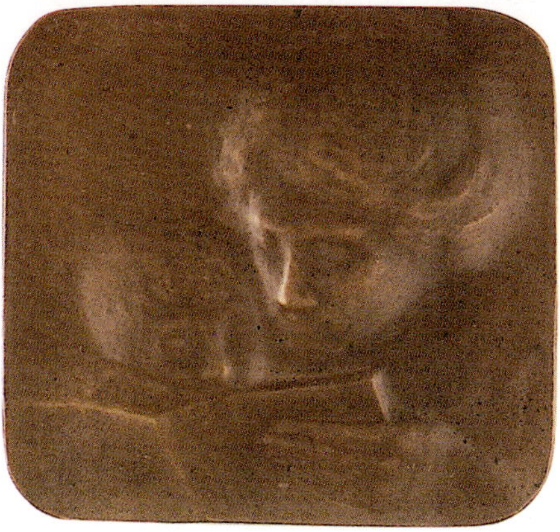

Der Bildhauer und Medailleur Ovide Yencesse läßt sich den französischen Vertretern der modernen Medaillenkunst zuordnen. Nach einer Goldschmiedelehre und einem Studium an der Kunstschule in Dijon ging er zur weiteren Ausbildung nach Paris. Hier wurde er Schüler von Hubert Joseph François Ponscarme, der in der zweiten Hälfte des 19. Jahrhunderts von dem kühlen akademischen Stil des Klassizismus zu einer malerischen Gestaltung der Medaille gekommen war. Yencesse übernahm die Anregungen seines Lehrers und entwarf in den Jahren 1906 bis 1907 Plaketten nach Gemälden von Eugène Carrière. Carrière, ein Vertreter des französischen Symbolismus, suchte in einer Zeit der zunehmenden Hektik, die die moderne Industriegesellschaft mit sich brachte, Ruhe und Frieden in einer häuslichen Lebensführung, in der Geborgenheit der Familie. Das bürgerliche Heim und die Festlegung der Frau auf die Mutterrolle sind Grundwerte, die nicht nur Carrière den Ausschweifungen der Belle Époque entgegenstellte. Eine dieser Carrièreschen Familienszenen nahm sich Yencesse zum Vorbild für die hier gezeigte Plakette. Eine Mutter liest ihrem Kind aus einem Buch vor, wobei sich die Wiedergabe der Personen auf die Gesichter beschränkt. Yencesse bezieht den Betrachter unmittelbar in das Geschehen mit ein, läßt ihn an dieser Alltagsszene teilhaben. Was Yencesse an Carrière besonders interessierte, waren dessen Bilder mit den verschwommenen Konturen und den verwehten, nicht greifbaren, wie in Nebelschwaden gehüllten Motiven, Kinder- und Frauengesichter, die auch bei genauer Betrachtung nicht genau auszumachen sind. Wie bei Carrière rücken in Yencesses Plakette die Menschen zu einer Gruppe zusammen, verschmelzen beinahe miteinander. Der Rückzug von der Außenwelt wird durch die Konturauflösung noch verstärkt. Erreichte Carrière die Bildwirkung des sich auflösenden Motivs durch das Wegwischen oder Abkratzen der Farbschichten, bearbeitete Yencesse seine Plaketten mit dem Sandstrahler so lange, bis auch hier die Konturen unschärfer wurden und das Bild zu verschwinden drohte.

EW

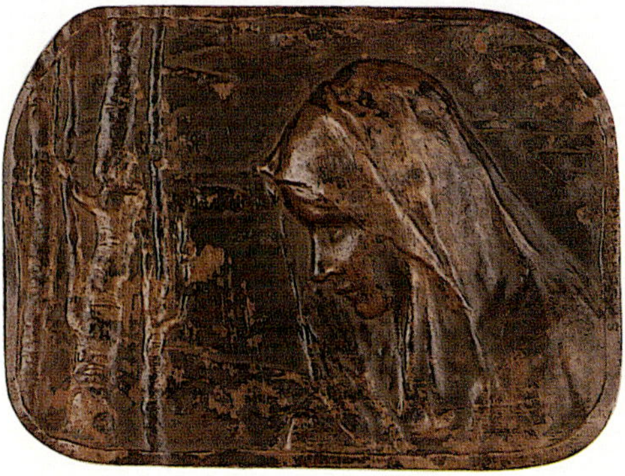

Stephan Schwartz (1851–1924)
Elegie, um 1910
Bronze
H 5,8 cm, B 8 cm, T 0,3 cm

Wie Rudolf Ferdinand Marschall gehörte Stephan Schwartz zu der Generation von österreichischen Medailleuren, die unter der Bezeichnung ›Wiener Schule‹ die um die Jahrhundertwende von Frankreich ausgehende Erneuerung in der Medaillenkunst weiter fortentwickelten. Auch Schwartz war Schüler von Anton Scharff und übernahm, nachdem er Direktor der Ziselier- und Gravierschule war, das Amt des Professors an der Kunstgewerbeschule in Wien.
Gleich dem Beispiel von Marschall handelt es sich bei der Plakette *Elegie* um eine Kunstplakette. Ihr Aufkommen um die Jahrhundertwende ist typisch, da zu dieser Zeit das Handwerk wieder mehr bedacht wurde und der Jugendstil das ästhetische Empfinden bestimmte.
Während Marschall in seiner Plakette den Charakter eines Kleinreliefs bewahrt, behandelt Schwartz seine Ausführung wie ein Gemälde. Durch die Sandstrahlbehandlung wirken die Formen des Hochreliefs besonders weich und malerisch. Schwartz wählt für das Bildthema, das er häufiger aufgriff, die ruhige Form des Querformats.
Durch die Abrundung der Ecken wirkt die Plakette noch geschlossener. Den Rand umgibt eine kleine Rille, die einen Rahmen andeutet.
Das Motiv zeigt das Brustbild einer jungen trauernden Frau, deren nachdenklich gesenktes Haupt mit einem leichten Tuch bedeckt ist.
In der linken Bildhälfte reihen sich parallel angeordnete, kahle Birkenstämme, die die melancholische Stimmung im Bild untermalen. Im Hintergrund ist eine hügelige Landschaft mit Wolken schwach zu erkennen. Die hier dargestellte Schwermut geht über die rein persönliche Trauer hinaus. Sie vermittelt eher ein grundsätzliches Empfinden, ein Gefühl des Unbehagens an der Welt, und steht so im Zusammenhang mit symbolistischem Gedankengut.
War der Symbolismus bedeutsam für den Inhalt, so nahm der Japonismus Einfluß auf die formale Gestaltung der Plakette. Bei Schwartz erinnert die Parallelität der Baumstämme an die Reihung von Bambusstäben in japanischen Holzschnitten. Wie im Japonismus dienen die Bäume der Bildkomposition, haben darüber hinaus aber auch symboltragende Funktion.

EW

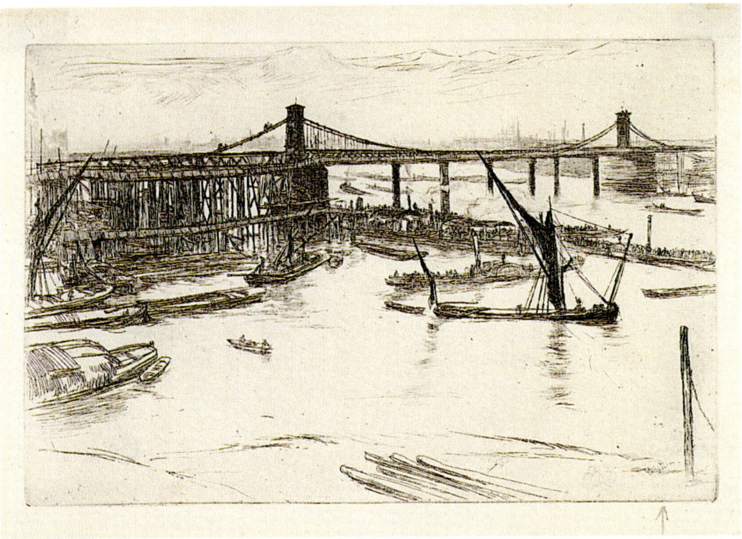

James Abbott McNeill Whistler
(1834–1903)
Old Hungerford Bridge, 1861
Radierung, etwas Kaltnadel
13,8 x 21,4 cm

Der in Lowell (Massachusetts) geborene Maler und Graphiker Whistler lebte ab 1855 in Europa, vorwiegend in England. Er studierte in Paris und empfing dort wichtige Anregungen von dem Künstlerkreis um Gustave Courbet.
Von Anfang an beschäftigte sich Whistler intensiv mit der Radierung. Er war maßgeblich an ihrer Erneuerung als selbständiges künstlerisches Medium in England und Frankreich in der 2. Hälfte des 19. Jahrhunderts beteiligt, die sehr befruchtend auf die Zeitgenossen und die nachfolgenden Generationen wirkte. Die Radierung wurde insbesondere aufgrund der ihr innewohnenden Möglichkeiten einer sehr persönlichen Handschrift geschätzt.
Whistler schuf eine Reihe von wichtigen, bekannten Radierfolgen, wie etwa 1859–71 die sechzehn Radierungen der Themse-Folge, aus der auch das abgebildete Blatt stammt. Ihre Sujets sind Arbeiterviertel der Docks, Hafenanlagen mit Speichern und baufälligen Häusern, Brücken und Schiffe. Die Old Hungerford Bridge war eine Hängebrücke über die Themse, die Ende des 19. Jahrhunderts abgerissen wurde. Sie spannt sich im Mittelgrund des Blattes über den Fluß, dessen Ufer nicht zu sehen sind. Die Komposition wird von der Spannung zwischen dem fast leeren, räumlich eher unbestimmten Vordergrund und dem Gedränge von Segelschiffen und Raddampfern vor dem dichten Unterbau der Brücke geprägt. In der Ferne erscheint wie im Nebel die Silhouette der Stadt. Diese Radierung steht für den wichtigen Sammlungsbereich der englischen Radierkunst Whistlers, Hadens und ihres Umkreises mit rund 380 Blättern. *BS*

Max Kurzweil (1867–1916)
Der Polster (Martha Kurzweil auf einem Diwan sitzend), 1903
Farbholzschnitt
28,7 x 26 cm

Das Studium führte den in Bisenz (Mähren) geborenen Max Kurzweil zuerst nach Wien, später nach Paris, wo er sich an der ›Académie Julian‹ einschrieb. 1894 kehrte er nach Wien zurück und wurde Mitglied der Genossenschaft der bildenden Künstler Wiens. Als es 1897 zur Bildung der Wiener Sezession unter der Präsidentschaft von Gustav Klimt kam, zählte Kurzweil zu deren Gründungsmitgliedern. Von 1909 bis 1915 war Kurzweil Lehrer an der Kunstschule für Frauen und Mädchen in Wien, bis er 1915 einberufen wurde. Ein Jahr später schied Kurzweil freiwillig aus dem Leben.
Das Blatt *Der Polster* (österr. für ›Das Polster‹) ist ganz im Geist der Wiener Jahrhundertwende entstanden. Es gibt eine besondere Anmutung von dem elegischen Charme des Jugendstils und von seinen formalen Eigenheiten. Die Dargestellte, Martha Kurzweil, ist nicht um ihrer selbst willen interessant, es sind vielmehr nur ihre Pose und ihre preziöse Gebärde. Der weich fließende Rock wird dem Künstler zur dekorativen Fläche, umspielt von einer sanft geschwungenen Linie. Reizvoll kontrastiert diese Fläche zur Strukturierung von Kissen und Diwan. Die Hinwendung zu kurviger Linearität, floralem Ornament und die Betonung des Flächig-Dekorativen gehören zur typischen Formensprache des Jugendstils und werden von Kurzweil an einer privaten Szenerie im kleinen intimen Format mit Bravour vorgeführt.
Wichtige Impulse erhielt der Jugendstil vom japanischen Farbholzschnitt, von dem auch Kurzweil offensichtlich stark beeinflußt wurde. Die von der Linie getragene Stilisierung der Naturform, das raffinierte Ausspielen von Leere gegen Fülle und das Hervorheben von hellen Partien – hier im Polster – aus einem dunklen Hintergrund sind ohne die gründliche Kenntnis des japanischen Vorbildes nicht denkbar.

UB

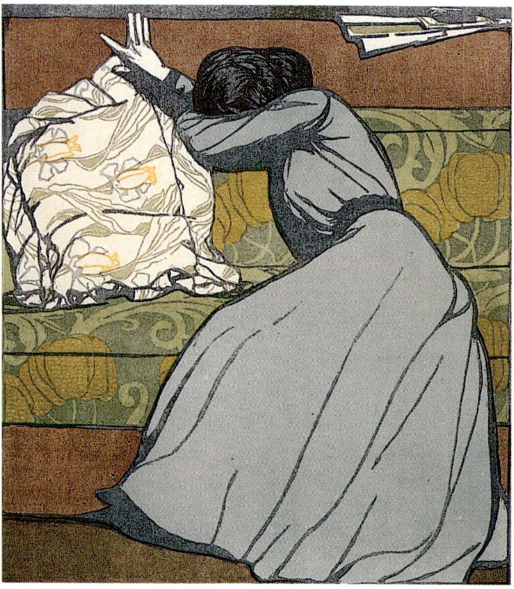

Ernst Ludwig Kirchner

(1880–1938)

Eva, 1922–24

Holzschnitt

14,1 x 6,1 cm

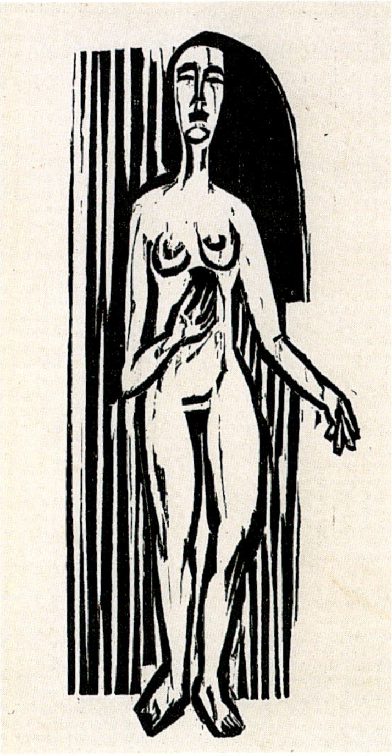

Die Kunst der Graphik, insbesondere die des Holzschnitts, nahm mit dem deutschen Expressionismus einen beachtlichen Aufschwung. Ernst Ludwig Kirchner, Erich Heckel und Karl Schmidt-Rottluff, die wichtigsten Mitglieder der 1905 in Dresden gegründeten expressionistischen Künstlergemeinschaft ›Brücke‹, sind allesamt mit qualitätvollen druckgraphischen Blättern in der Sammlung des Museums Schloß Moyland vertreten.

Kirchners außerordentliche Passion für die Druckgraphik belegt allein schon die Quantität seines Œuvres: 2097 Positionen zählt sein Werkverzeichnis, davon weit über 900 Holzschnitte.

Obgleich 1922–24 entstanden, mutet der Holzschnitt *Eva* wie eine Reminiszenz früherer Jahre mit ihren weitreichenden Einflüssen an. Ähnlich wie in der primitiven Kunst außereuropäischer Völker wird das Naturvorbild reduziert auf zeichenhafte, abstrahierende Formen oder prägnante Formfindungen; Deformierungen oder Verzerrungen sind gewollt.

Als Kirchner das vorliegende Blatt *Eva* schuf, hatte er sich nach traumatischem Kriegserlebnis und völligem Zusammenbruch verschiedenen Sanatoriumsaufenthalten unterzogen. Freunde ermöglichten ihm eine Reise nach Davos, wo er sich erneut behandeln ließ. Nach seiner endgültigen Übersiedlung in die Schweiz im Juli 1918 befand er sich auf dem Wege der allmählichen Gesundung. Seine Schaffenskraft kehrte zurück und Ausstellungen bestätigten ihm zudem die öffentliche Anerkennung seines Werkes. Nicht genug, im Sommer 1923 arbeitete Gustav Schiefler am seit 1917 geplanten Werkverzeichnis der Kirchner-Graphik, in dem das Blatt *Eva* erstmals veröffentlicht wurde.

Diese insgesamt für ihn sehr vielversprechende, zukunftsweisende Phase sollte nicht lange anhalten, denn bereits 1926 wurde Kirchner wieder von depressiven Rückschlägen heimgesucht. Die Diffamierung und Beschlagnahmung seines Werkes in Deutschland 1937 raubten dem Verzweifelten völlig den Lebensmut. Seine Holzstöcke hat er bis auf wenige Ausnahmen in den letzten Monaten vor seinem Freitod zerstört. *UB*

Gerhard Marcks (1889–1981)
Dachstückchen/Taubenschlag, 1921
Holzschnitt
19,7 x 14,2 cm

Der Bildhauer Gerhard Marcks gehört zu den Künstlern, die ihr graphisches Œuvre im Einflußbereich des Expressionismus entfalteten, ohne jedoch an die revolutionären Neuerungen der Expressionisten wie Kirchner oder Heckel in formaler Hinsicht direkt anzuschließen. Marcks' Entwicklung zu einer individuellen Auffassung im Bereich der expressionistischen Graphik, besonders auf dem Feld des Holzschnitts, ist eng mit der Persönlichkeit Lyonel Feiningers verknüpft und damit unmittelbar mit der Geschichte des Bauhauses. Im April 1919 wurde Marcks, zuvor Leiter der Bildhauerklasse an der Staatlichen Kunstgewerbeschule Berlin, von Walter Gropius als einer der ersten Lehrer an das Staatliche Bauhaus Weimar berufen. Marcks übernahm am 1. Oktober 1919 die künstlerische Leitung der keramischen Werkstatt des Bauhauses, die im Mai 1920 nach Dornburg an der Saale umzog. Dort richtete er sich ein eigenes Atelier ein. Fasziniert von den druckgraphischen Arbeiten Feiningers, dem damals die Leitung der Druckereiwerkstatt oblag, ließ sich Marcks im Jahr 1920 von ihm in die Kunst des Holzschnitts einweisen. Die Zeit am Bauhaus bis 1925 markiert demzufolge die erste Entwicklungsstufe des Holzschnittwerkes von Gerhard Marcks. Rund 120 Blätter entstanden in dieser Schaffensphase; sie wurden zumeist in der Bauhaus-Werkstatt gedruckt.

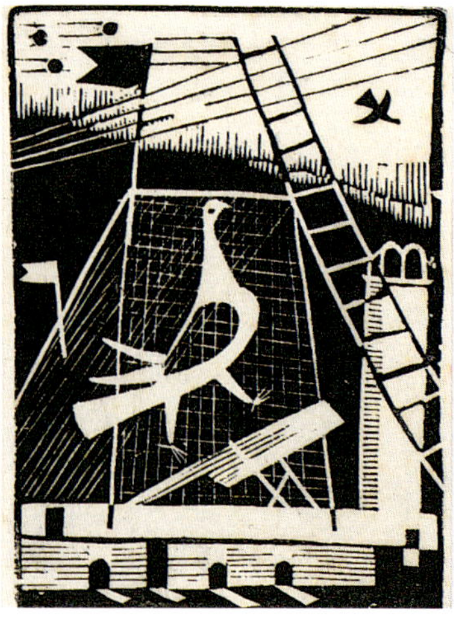

Das dörfliche Leben und Treiben der Dornburger Idylle ist vorherrschendes Motiv jener graphischen Arbeiten. Marcks' Formensprache erscheint in vielfältigen Variationen und reicht von geometrischen Abstraktionen wie im Blatt *Dachstückchen/Taubenschlag* über die naive Erzählung bis zur extremen Stilisierung des Gesehenen. Die prismatisch gebrochene Klarheit Feiningers beeinflußte ihn dabei ebenso wie der deutsche Holzschnitt des 15. Jahrhunderts. Die Sammlung van der Grinten bietet mit zehn weiteren Blättern aus dieser Werkphase eine repräsentative Übersicht über die eigenwillige stilistische und formale Entwicklung von Marcks, der grundsätzlich dem Gegenstand treu blieb.

UB

Ewald Mataré (1887–1965)
Drei Kühe (übereinander), 1951/52
Farbholzschnitt (Probedruck)
59 x 41 cm

Vom umfangreichen Holzschnittwerk Ewald Matarés, das in seinen Anfängen um 1920 wesentliche Impulse aus der Graphik des Expressionismus bezog, sind noch ungefähr 420 Werke erhalten, dazu einige Holzstöcke. Ähnlich wie bei Gerhard Marcks sollte die Faszination für den Holzschnitt auch bei Mataré keine Episode bleiben, sie begleitete ihn zeit seines Lebens. Daß beide Bildhauer zugleich passionierte Graphiker waren, überrascht kaum: das Einarbeiten der zu druckenden Form in den Holzstock gegen den Widerstand des Materials war beiden immer auch plastisches Gestalten.
Die Sammlung van der Grinten besitzt neben einer stattlichen Anzahl von Blättern aus dem Frühwerk eine Reihe von Probedrucken aus der Zeit um 1951, als Joseph Beuys Schüler bei Mataré war. Zu ihnen gehört auch das vorliegende Blatt *Drei Kühe (übereinander)*, das über Beuys in die Sammlung gekommen ist. Diese späten Farbholzschnitte, die ihren Anfang um ungefähr 1930 nahmen, stellen wertvolle Unikate dar. Die flächigen Elemente erscheinen in ihnen auffällig weich, sie sind eher malerisch behandelt als von holzschnittartiger Schärfe. Warme, satt aufgetragene Erdfarben unterstützen diesen Eindruck.
Das Motiv der drei übereinander gestellten Kühe ist typisch für Mataré und wurde von ihm in seinem graphischen Œuvre anhand zahlreicher Varianten auf seine Sinnfälligkeit hin überprüft. Die geometrisierende Abstraktion der Tiere ist in diesem Beispiel so radikal vorangetrieben, daß sie nur mehr ornamental zeichenhafte Ausdeutung sind. In formaler Hinsicht ergibt sich aus dieser extremen Reduzierung unfreiwillig ein kurioser Effekt: für das Auge des Betrachters stellen die drei Kühe, einmal nach links gelesen, drei übereinander stehende Fische dar.

UB

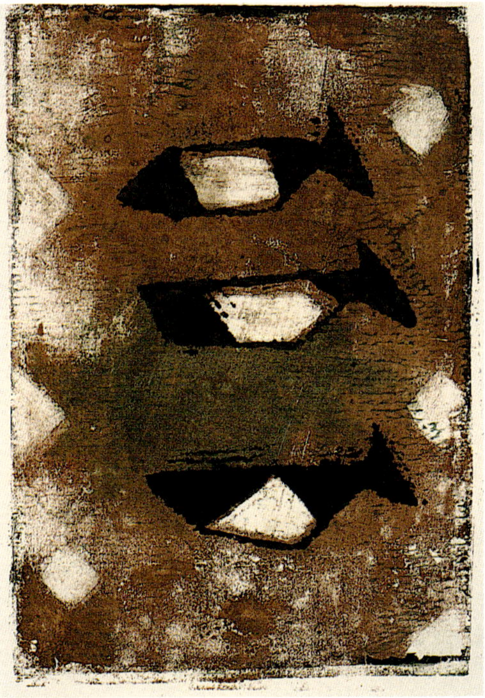

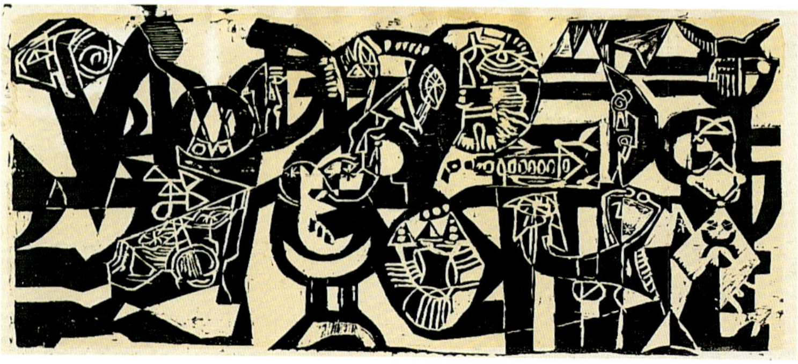

Joseph Fassbender (1903–1974)
Sternzeichen (auch ›Zodiak‹), 1954
Farbholzschnitt
36,5 x 77 cm

Heute weitgehend vergessen, gehörte Joseph Fassbender von der unmittelbaren Nachkriegszeit an bis Mitte der sechziger Jahre zu den wichtigsten Künstlern des Rheinlandes. Neben seiner freien künstlerischen Tätigkeit, seinen zahlreichen öffentlichen und privaten Aufträgen und seinem Wirken als Gebrauchsgraphiker ist besonders sein Engagement als Lehrer hervorzuheben, so als Leiter der Graphischen Abteilung an der Werkkunstschule in Krefeld von 1956 bis 1958 und als Professor an der Akademie in Düsseldorf von 1958 bis 1968.
Der Holzschnitt *Sternzeichen* entstand 1954 in engem Zusammenhang mit der Ausführung eines großformatigen Wandbildes *Tierkreiszeichen* (1954, 3 x 6,70 m) für das Ernst-Moritz-Arndt-Gymnasium zu Bonn. Das Thema der Sternkreiszeichen beschäftigte Fassbender schon längere Zeit; der Holzschnitt wie auch das Wandbild wurden von seinen Sternzeichenbildern und zahlreichen graphischen Arbeiten aus den Jahren 1951/52 vorbereitet. Fassbenders besonderes Augenmerk galt derzeit der Astrologie und dem Okkultismus. Er nutzte entsprechende Lektüre als Inspirationsquelle und ließ sich verzaubern von althergebrachten kosmischen Vorstellungen und magischen Symbolen.
Geheimnisvoll mutet auch der vorliegende Holzschnitt an. Einzelne Tierkreiszeichen sind nur mit Mühe auffindbar, ihre symbolische Verschlüsselung entrückt sie in eine Sphäre der Unentschiedenheit. Undurchsichtig sind überdies das Netz von Linien, Verästelungen, Hieroglyphen und die über das ganze Blatt verteilten schwarzen Formen mit den in ihnen enthaltenen, weißen ›Binnenformen‹ aus Dreiecken, Rauten, Halbmonden, usw. Das Auge findet in diesem dichten Gefüge keinen direkten Ruhepunkt, von dem aus sich die Komposition für den Betrachter entschlüsseln würde. Der Bildraum bleibt völlig flächig, ebenso die nur schwer identifizierbaren Objekte. Intellekt und Phantasie vereinen sich in diesem Blatt aufs anregendste. *UB*

Horst Janssen (1929–1995)
Cordula, 1958
Radierung, Aquatinta, Vernis mou und Reservage
59,3 x 39,7 cm

Der Umfang des graphischen Werkes Horst Janssens ist geradezu unglaublich: rund 20 000 Blätter, Holzschnitte, Radierungen, Lithographien, Aquarelle und Zeichnungen, existieren aus seiner Hand, dazu rund 100 von ihm illustrierte Bücher. Von einer regelrechten Schaffensobsession getrieben, führte Janssen ein Leben von maßloser, rauschhafter Intensität. Was die Quantität des Œuvres betrifft, war ihm vermutlich nur Picasso voraus.
Geboren in Hamburg und aufgewachsen in Oldenburg und Haselünne, siedelte Janssen nach dem Krieg nach Hamburg über. Dort nahm er ein Studium an der Landeskunstschule am Lerchenfeld auf und wurde Meisterschüler bei Alfred Mahlau. Nach dem Studium, das er 1951 beendete, sollte für ihn die intensive Zusammenarbeit mit Paul Wunderlich bedeutsam werden, da dieser ihn 1957 in die Technik des Radierens einführte. *Cordula* gehört zur Folge der etwa vierzig Blatt umfassenden *Großen Radierungen*, die in der Folgezeit entstanden.
Mit äußerster Souveränität spielte Janssen hier bereits die Möglichkeiten der Technik aus und erzielte durch bis zu vierzehn Ätzvorgängen pro Platte eindrucksvolle Effekte in der Abstufung von Schwarz zu Grautönen und der Erzielung zartester Schraffuren. Die von ihm ersonnenen Figuren der Radierfolge muten bizarr an, sie sind auf merkwürdige Weise mit dem Bildraum verwoben. Trommelwirbel begleiten die gespenstische Cordula, deren Kopf entfernt an ein Medusenhaupt erinnert. Ihre tentakelhaften Arme, die Fratze, ihr merkwürdig ›reißverschlußartig‹ überlängter Körper – all diese beziehungsvollen Details sind Teil eines Vexierspiels in Janssens Kosmos phantastisch anmutender Figurationen.

UB

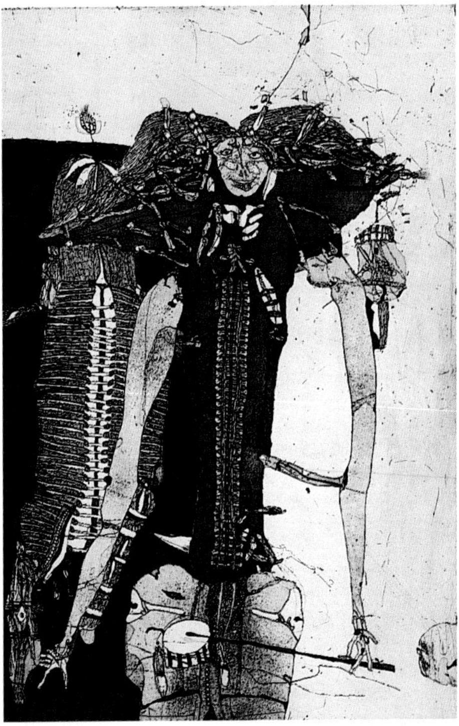

Jochem Pechau (1929–1989)
Matamata, 1973
Holzschnitt
11,3 x 18,4 cm

Jochem Pechau war Bildhauer und als solcher vor allem ein Meister der kleinen Form: Medaille und Statuette. Und obwohl er spröde auf alles bloß schmückende Beiwerk zu verzichten pflegte, haben auch seine großen Werke, Brunnenanlagen etwa, einen eher intimen Charakter. Archaisch in seinen Grundanlagen, vermochte er auch Skulpturen zu schaffen, die sich, ohne daß sie verwechselbar wären, in altehrwürdige architektonische Ensembles einordnen.
Archaisch ist gewissermaßen auch seine Art des Holzschneidens. Sie orientiert sich nicht an der Erneuerung des Holzschnitts um die Jahrhundertwende, sondern an der Frühzeit im 15. Jahrhundert, und folgt nicht den schnellen Schritten der Vervollkommnung in der Renaissance, sondern dem, was danach in volkstümlichen Büchern, Flugblättern und Zirkusankündigungen die Höhe der Vollkommenheit wieder verlassen hatte, um desto unmittelbarer zu sein.
Das Blatt *Matamata* zeigt ein kubisches gläsernes Becken, in das der Betrachter von der Breitseite her frontal leicht abwärts hineinschaut. Vor leerem hellen Hintergrund auf schwarzer Fläche offenbart es nur seine Konturlinien. Sein Boden ist mit körnigem Sand bedeckt. Auf ihm liegt mit vorgerecktem Hals und ausgestreckten Gliedmaßen eine Schildkröte. Hautwülste, Falten, Krallen und der Rüssel sind detailliert gezeichnet. Vor allem der Rückenschild mit gezacktem Rand und Buckelreihen beherrscht die Erscheinung. Aber eine Zauberei hebt den Realismus zugleich ins Phantastische auf. Die Wasseroberfläche, selbst auch nur eine Linie, verdoppelt in ihrem Spiegel Boden und Tier, und die ruhende Mitte erhält virtuell ihr Gewicht, indem der unten hell dargestellte Panzer hier, wo er nicht wirklich ist, dunkel erscheint.

FJvdG

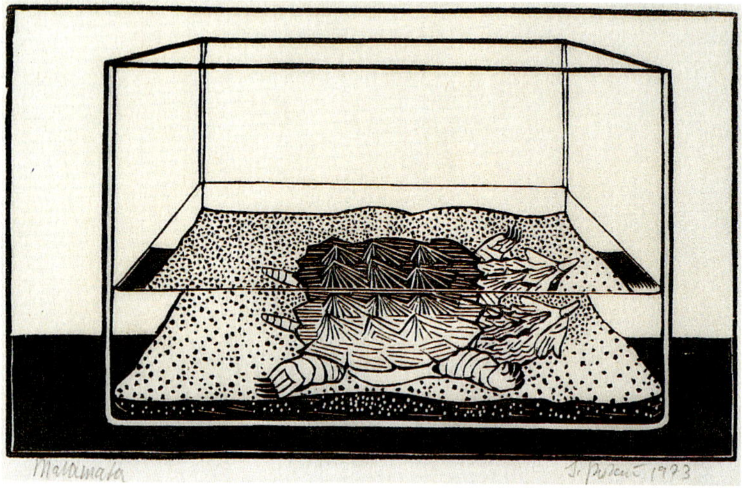

Willem den Ouden geb. 1928
lebt in Varik und Amsterdam (NL)
Kil I, 1978
Radierung
24 x 30,8 cm

Das niederländische Wort ›Kil‹ hat viele Bedeutungen, alle mit strömendem Wasser zusammenhängend. Hier bezieht es sich wohl auf einen Wasserlauf zwischen niedrig gelegenen, sumpfigen Wiesen, möglicherweise in unmittelbarer Nähe von Varik, einem kleinen Deichdorf an der Waal, wo den Ouden seit der Mitte der sechziger Jahre lebt und arbeitet. Aus Amsterdam, wo er 1961 an die Rijksakademie als Dozent für figürliches Zeichnen berufen wurde und auch jetzt noch ein Atelier unterhält, zog es ihn immer mehr in diese faszinierende Landschaft, in der sich Wasser, Himmel, Wolken, Dörfer und vereinzelt aufragende Kirchtürme zu einem optischen Konzert vereinigen. Die stete und intensive Auseinandersetzung mit den atmosphärischen Besonderheiten dieser breiten, die Niederlande von Ost nach West durchquerenden Zone aus Wasser, Flußwiesen und Deichen, führte zu einer kaum noch überschaubaren Fülle von Zeichnungen und Graphikblättern, die die unterschiedlichsten Stimmungen und landschaftlichen Formationen festhalten. Manchmal fällt es dem Betrachter nicht schwer, das Erlebnis nachzuvollziehen, aber bei vielen Blättern spürt man, daß Vorgänge dargestellt werden, die zu beobachten nur bei höchster Konzentration möglich sind. Um eine solche Erfahrung handelt es sich bei dieser Radierung von 1978.

RM

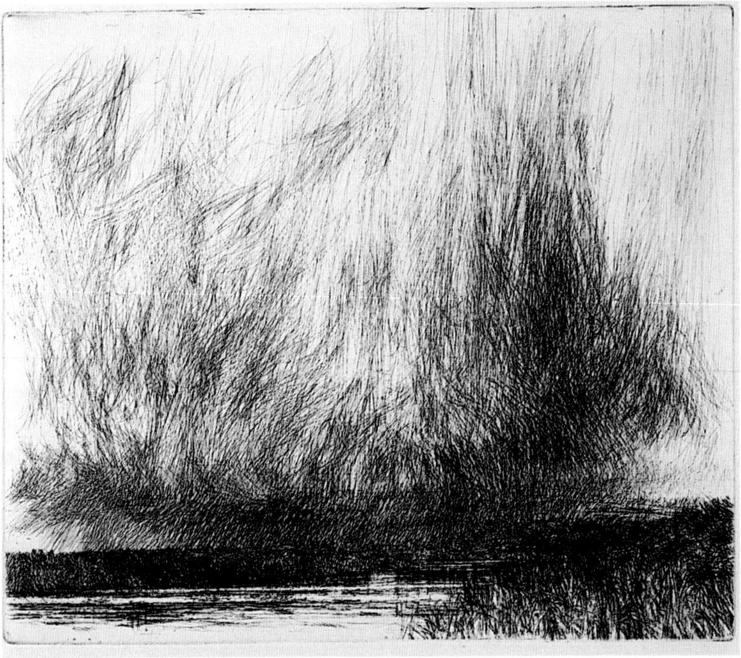

Martel Wiegand geb. 1922
lebt in Kaarst bei Düsseldorf

Unverordnet, 1992

Linolschnitt
24,2 x 30,3 cm

Die Textilkünstlerin Martel Wiegand schafft in unbeengt phantasierendem Umgang mit vorgefundenen Stoffen Applikationen und plastische Bilder von hohem figurativen Reiz, und die Spanne ihrer Arbeit reicht vom intim Kleinfigürlichen bis ins wandfüllend Große. Weitreichenden Ruhm haben aber in den letzten Jahren ihre farbigen

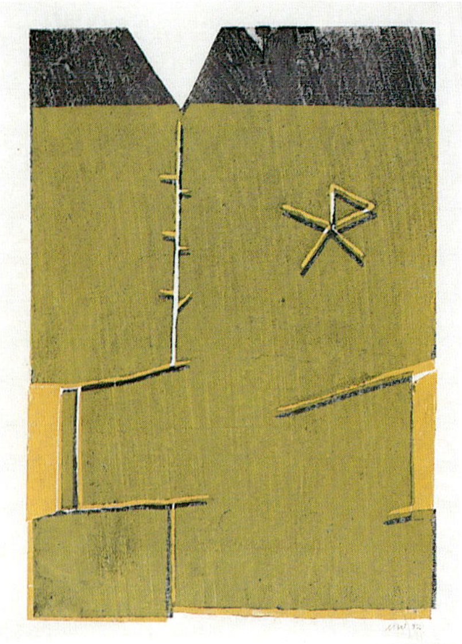

Linolschnitte erworben, die sich aus früher Nähe zum Malen und Zeichnen in die Richtung der Applikationen fortbewegt haben von gegenstandsnaher oder atmosphärischer Detailliertheit zur lapidaren Fügung großzügig beschnittener Flächen. Es ist wirklich ein Zusammenfügen wie aus Schnitt und Naht. Steppstiche scheinen den Halt zu geben, Zeichen, einfach eingeschnitten, erscheinen wie mit dickem Faden aufgestickt. Dieser Eindruck verdankt sich vor allem der Praktik, die eine Platte verschieden einfärbt und oft leicht versetzt übereinander druckt, so daß sich die Linienspur verdoppelt und eine Linie gewissermaßen wie ein Schatten die andere hervorhebt. Mit dünner Farbe gedruckt, bleiben die Flächen ohnehin durchlässig und erhalten Stofflichkeit, im Übereinanderdruck werden die beiden Grundfarben um die Mischfarbe bereichert, und Teile, die innerhalb des Druckes leer geblieben sind, bringen das Weiß des Blattes als eine zusätzliche Farbe ins Bild. Freilich beläßt es die Künstlerin nicht bei der bloßen Wiederholung, sondern zwischen dem ersten und dem zweiten Druckgang verändert sie die Platte durch Wegschneiden von Teilen oder Hinzufügen anderer Stücke. Drucke von verlorener Platte sind nicht wiederholbar, und selbst wenn vorausblickend auf mehrere Exemplare hin vorbereitet, so sind sie in der Farbigkeit verschieden. Unikate also durchweg. Hier ist nicht die für Graphik sonst bestimmende Aussicht aufs Vervielfältigen der Auslöser, sondern so einzeln, wie sie ihre anderen Werke schafft, schafft Martel Wiegand auch die Linolschnitte.

FJvdG

Wilhelm Maywald (1907–1985)
o.T. (Georges Braque, Haus in der Nähe des Parc Montsouris), undat. (1948)
Vintage Print, Bromsilbergelatine, sw, glänzend
24 x 30 cm

Wilhelm Maywald hat mit seinen Aufnahmen für Dior und Fath den Stil der Modephotographie wesentlich geprägt: nach dunklen Zeiten ein neuer Glanz, nobel, atmosphärisch, erhebend und Träume weckend. Maywald war aber zeitlebens auch Beobachter der Gesellschaft, in der er sich bewegte – es gibt zahlreiche Porträtaufnahmen von Persönlichkeiten der Literatur, des Theaters und Films und der bildenden Kunst. Er photographierte eher diskret, er inszenierte nicht, er ging mit dem Material sparsam um und trieb mit sich selbst keinen Aufwand, stellte aber an seine Leistung höchste Ansprüche, und seine Bilder sind vollendete Kompositionen aus der fast beiläufigen Wahl des rechten Blickpunkts. Seine Photographien der in Frankreich lebenden großen Künstler, kurz nach dem Krieg in einer Mappe erschienen, haben seinen Ruhm nachhaltig mitbegründet. Sie sind nicht nur Abbildungen der Dargestellten, sondern Zeugnisse einer auf wechselseitiger Sympathie beruhenden persönlichen Begegnung: artistes chez eux. Georges Braque steht, nachdenklich dem Besucher zugewandt, in entspannter Haltung vor einem seiner späteren Stilleben, das auf seiner Staffelei an eine Stellwand gerückt ist. Aber er ist gewissermaßen selbst Teil eines Stillebens, inmitten der Dinge, die sein malerisches Leben ausmachen und still sind wie seine Bilder. Keine Pedanterie, aber auch keine Unordnung. Der Raum ist nicht bloß sein Arbeitsplatz, Braque lebt in ihm.

FJvdG

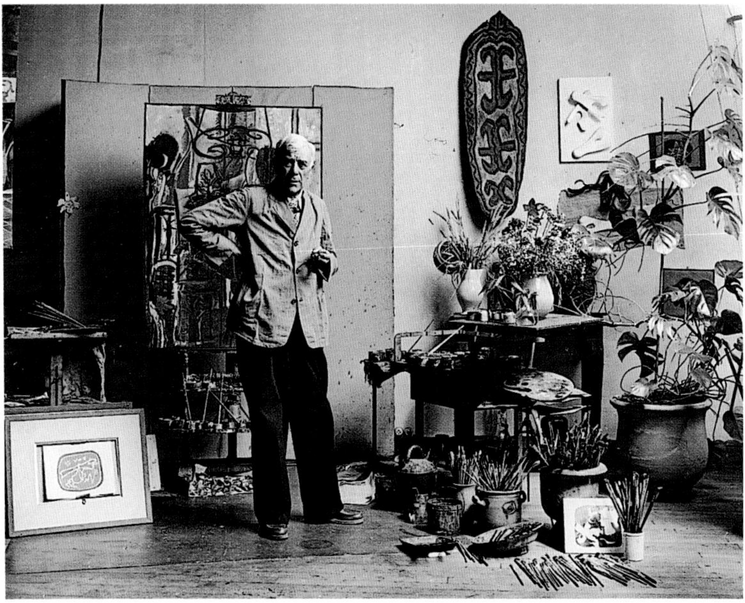

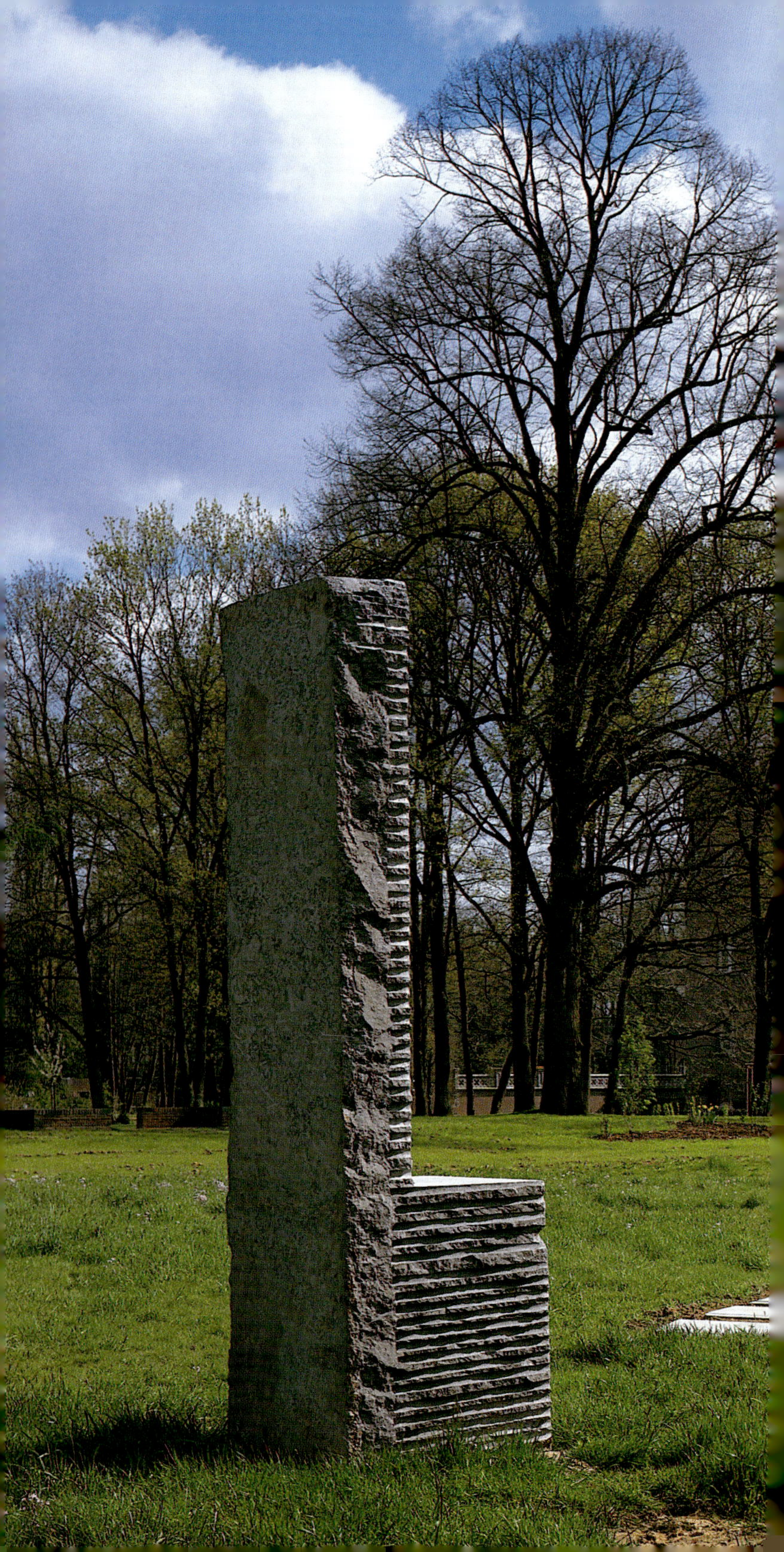

Architekturbezogene Werke Skulpturen im Park

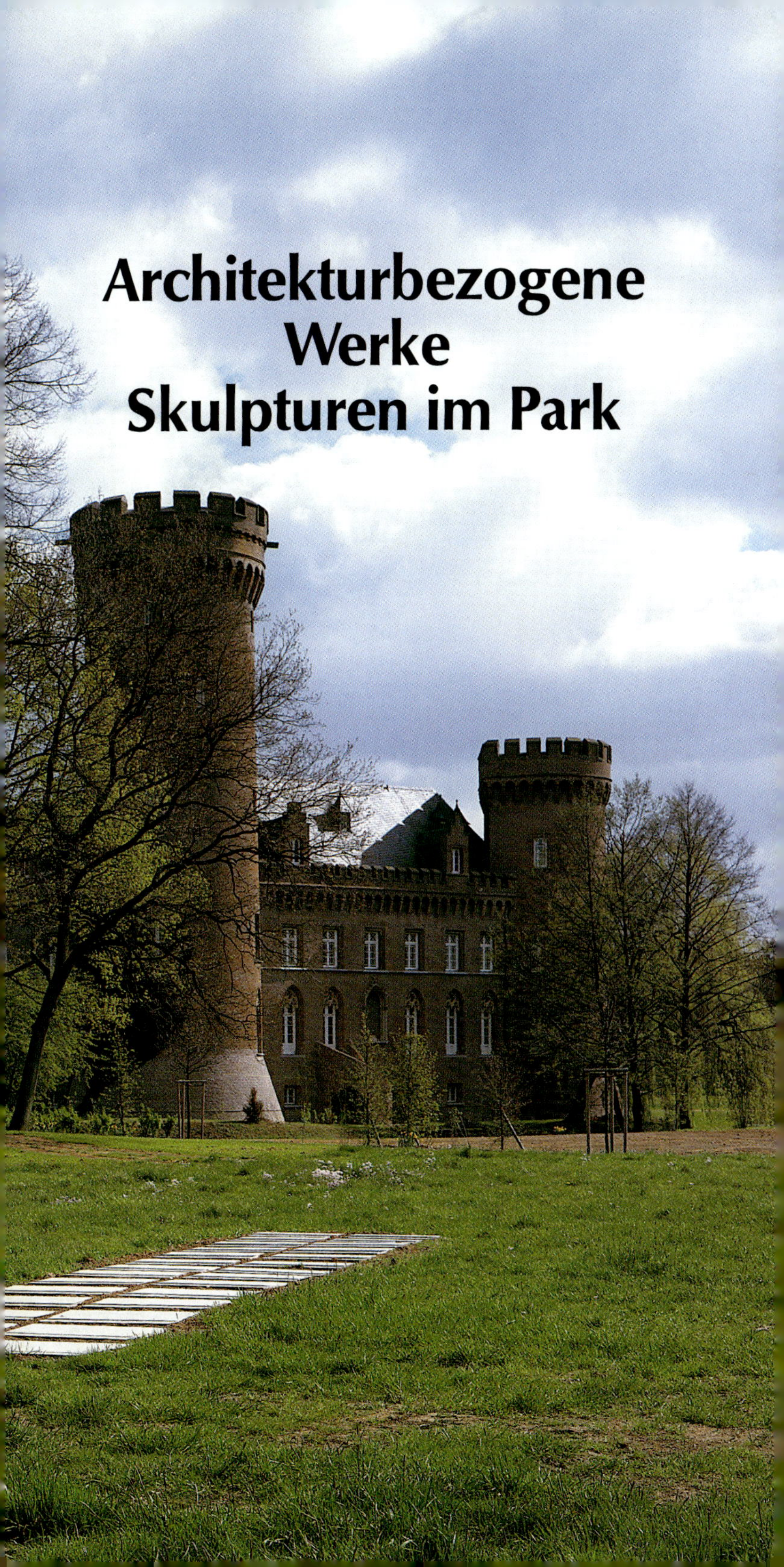

Georg Meistermann

(1911–1990)

Fenster für die Kapelle von Schloß Moyland

1962–64 (Entwurf, 1. Ausführung), 1997 (2. Ausführung)

Farbige Glasmalerei

350 x 160 cm

(Abb. Detail)

Die ehemalige spätmittelalterliche und im 17. Jahrhundert umgebaute Kapelle von Schloß Moyland erhielt nun als besonderen Schmuck drei Glasfenster, die von Georg Meistermann, einem der wegweisendsten Künstler der unmittelbaren Nachkriegszeit, entworfen wurden. In großzügiger Weise gestattete die Witwe des Künstlers, daß Partien, bzw. Fragmente aus den von Meistermann für die evangelische Pfarrkirche St. Matthias in Bad Sobernheim 1962–64 geschaffenen Glasfenstern erneut ausgefertigt und nach Moyland transferiert werden konnten. Für Bad Sobernheim wurden insgesamt fünfzehn Fenster erstellt, fünf Fenster im Chor mit dem Thema ›Himmlisches Jerusalem‹ sowie zehn Fenster im Kirchenschiff mit verschiedenen Themen.

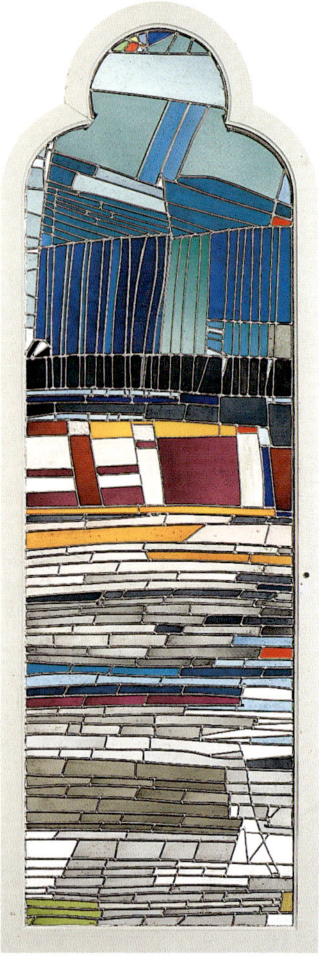

Meistermann setzte insbesondere mit seinen profanen und sakralen Glasfensterarbeiten neue Maßstäbe in der Kunst; immer war er als Maler und als Glaskünstler der Farbe und ihren Wirkungen verschrieben. Dies um so mehr in letzterer Funktion, da die Schaffung von Glasfenstern eine ungeheuer subtile Abstimmung von Raumgegebenheiten, Lichtverhältnissen und Dichtigkeit des farbigen Glases durch den Künstler erforderte. Obgleich wie in der Moyländer Ausführung grundsätzlich einer abstrakten Formensprache verpflichtet, bezog sich Meistermann in seinen sakralen Werken auch auf alte tradierte Symbole, um sie jeweils im Verhältnis zum entsprechenden Kirchenraum zu variieren. Seine Glasfenster haben zuallererst eine dem Raum dienende Funktion: »Wir sind im Raume Gottes, nicht in einem Raume, dessen Zweck es wäre, ein Bild zu betrachten. Darum beschränken wir uns auf diese einfache Sprache der Linien und der drei Urfarben. Der Priester, der die Stufen des Altares hinaufgeht, geht aus dem Raum des Irdischen hinauf und tritt in den Raum des Heiligsten, also in den Raum Gottes. Auch darum ist hier das Zeichen des Symbols ein Zeichen der anderen Welt als jene, die uns umgibt. ... Es handelt sich ja nicht darum, im Rahmen des Altares Kunstwerke zu schaffen, sondern schlichte, starke wirksame Zeichen für die Wirklichkeit Gottes.« (Georg Meistermann, Manuskript zum Altarbild von St. Marien in Ochtrup/Westf., 1954) *UB*

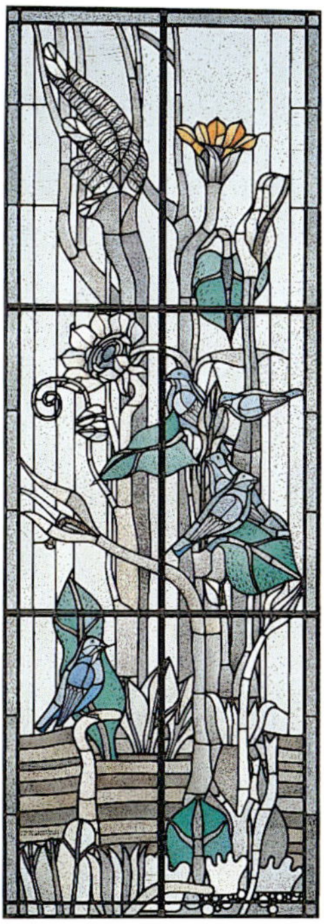

Heinrich Campendonk
(1889 – 1957)
Pflanzen, Blumen und Vögel
Fenster für das kleine Treppenhaus von Schloß Moyland
1936/37 (Entwurf),
1996 (Ausführung)
Farbige Glasmalerei
250 x 90 cm

Bemerkenswerterweise wurde dieses Fenster dem Œuvre des Künstlers postum hinzugefügt. Es wurde 1936/37, kurz nachdem der aus Deutschland geflüchtete, als ›entartet‹ diffamierte Campendonk an die Rijksakademie in Amsterdam berufen worden war, als Treppenhausfenster für den Königlichen Palast in Soestdijk entworfen, als dieses fürstliche Haus für die niederländische Kronprinzessin Juliana und ihren Gatten Prinz Bernhard umgebaut wurde. Die Auftragsumstände sind ungeklärt, ebenso gibt die Quellenlage keinen Aufschluß darüber, warum das Fenster damals nicht zur Ausführung gelangte. Der Karton blieb im Besitz des Künstlers und wurde von den Erben großzügig für die aktuelle Ausführung zur Verfügung gestellt. In der Linienführung und der Motivik ist dieses Werk stark mit den monumentalen, 1937–39 ausgeführten Fenstern im Gebäude der Java-Bank in Amsterdam verwandt. Kräftige Farbakzente in Orange, Grün und Blau beleben die ansonsten vorwiegend aus Grautönen aufgebaute Komposition. An der Stelle, wo das Fenster im kleinen Treppenhaus des Moyländer Schlosses eingebaut wurde, spielen diese Farbpartien eine besondere Rolle: Sie lenken von den dahinter durchscheinenden Formen eines neugotischen Maßwerkfensters jenseits des Treppenumgangs ab und ziehen den Blick in die Fläche der Darstellung.
RM

Erwin Heerich geb. 1922
lebt in Meerbusch
Holzdecke für den Zwirnersaal von Schloß Moyland, 1997
Esche
800 x 900 cm
(Abb. Detail)

Erwin Heerichs Phantasie gewinnt Fülle und Kraft aus der Konsequenz, mit der sie den Gesetzmäßigkeiten eines geometrischen Grundsystems folgt. Maßwerk ist die Basis seiner Skulpturen und Architekturen sowie seiner Zeichnungen, die den Bereich der festlegenden Vorbereitung anderer Arbeit überschreiten in einem weitgespannten graphischen Œuvre. Die definitive Zeichnung eines Entwurfs ist aber auch selbst ein autonomes graphisches Werk. Auch der Moyländer Holzdecke liegt eine solche Zeichnung zugrunde.
Der Modul der Decke ist eine Fläche im Verhältnis 1 : 3, die an ihrer Längsseite dreizehnmal, an ihrer Schmalseite sechsmal aneinandergelegt ist und so ein Netz von zugleich weitmaschiger und enger Dichte bildet. In dieses große Rechteck ist ein gleichschenkliges Dreieck eingesetzt. Die Ecken treffen jeweils auf die Mitte einer Teilstrecke. Eine der Teilflächen erhält ihre Streifung durch die Fortsetzung der auf die Außenseite stoßenden Linien des Grundrasters, bei der nächsten entspricht der Abstand der Linien dem Anderthalbfachen, bei der dritten gehen sie von deren Hälfte aus. Die gestreiften Dreiecksflächen sind im Uhrzeigersinn aufeinander bezogen. So entsteht die Fiktion einer Bewegung. Aber zugleich scheint sich das große Dreieck als eine dreiseitige Pyramide in den Raum zu senken. Aus Linie, Fläche und Körper ist so etwas wie ein räumliches Programm entstanden. *FJvdG*

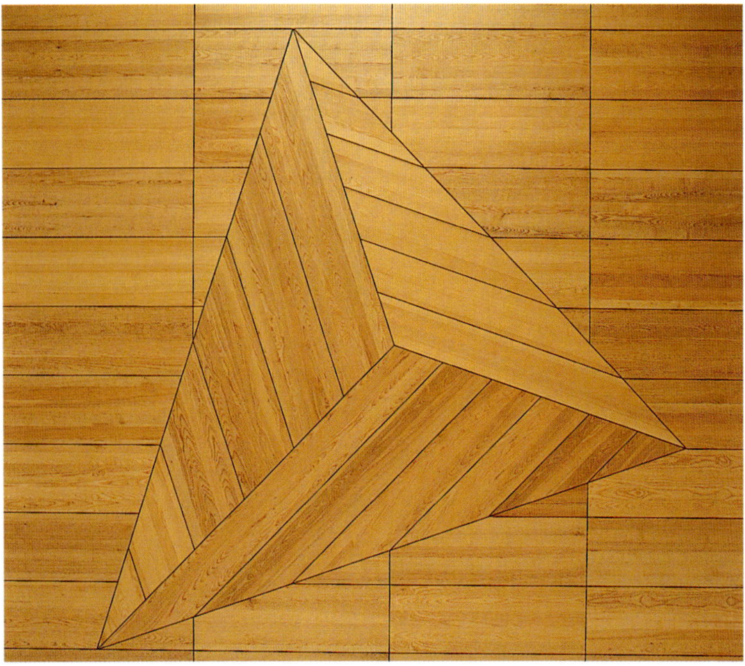

Franz Eggenschwiler geb. 1930
lebt in Eriswil (CH)
Leyfenster
Fenster für den Zwirnersaal von Schloß Moyland
1995 (Entwürfe),
1996/97 (Ausführung)
Mundgeblasene Überfanggläser
450 x 250 cm,
231 x 35 cm (Seitenfenster)
(Abb. Detail des Seitenfensters)

Für den Zwirnersaal, benannt nach dem Kölner Dombaumeister Ernst Friedrich Zwirner, der 1854 den Auftrag erhielt, Schloß Moyland umzugestalten, entwarf der Schweizer Künstler Franz Eggenschwiler zwei große, jeweils in ein oberes und ein unteres Kompartiment geteilte Glasfenster sowie zwei kleine Seitenfenster. Der Künstler selbst betitelte seine Fenster *Leyfenster*. Eggenschwiler absolvierte von 1946 bis 1951 eine Lehre als Glasmaler und führte von 1951 bis 1968 eine Glasmalwerkstatt in Bern. 1973 zog er nach Eriswil und widmete sich fortan seiner freien künstlerischen Tätigkeit als Maler und Graphiker. Nach einem Arbeitsaufenthalt in Berlin auf Einladung des Deutschen Akademischen Austauschdienstes wurde Eggenschwiler 1981 als Professor an die Akademie in Düsseldorf berufen.

Für die Fenster im Zwirnersaal ließ er sich von Gruben, Basaltbrüchen und Lavagestein in der Vulkaneifel inspirieren. Die dort vorzufindenden erdgeschichtlichen Formationen korrespondieren für Eggenschwiler mit dem gebrannten Stein, der für die backsteinerne Ummantelung des Schlosses in der zweiten Hälfte des 19. Jahrhunderts benutzt wurde. *Leyfenster* – der Name wurde von Eggenschwiler nicht ohne Hintersinn gewählt, ist »Ley« doch eine alte Bezeichnung für Basaltsteinbrüche. Und schalkhafte Lautmalerei ist natürlich auch mit im Spiel.

UB

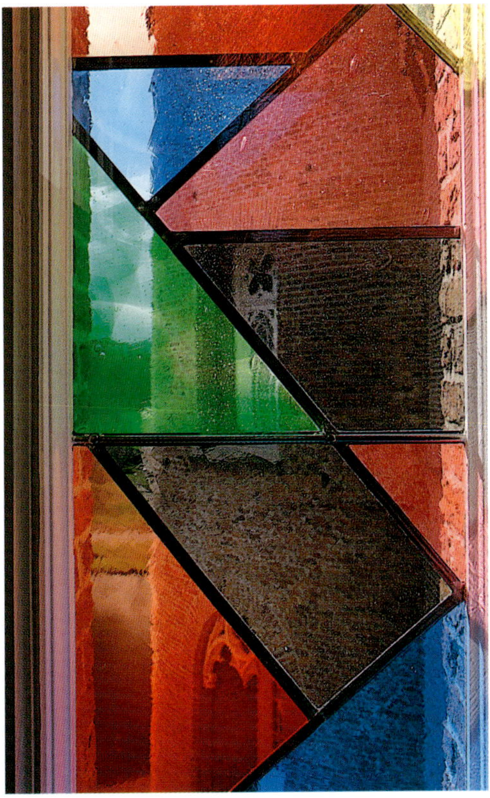

Christiaan Paul Damsté geb. 1944
lebt in Arnhem (NL) und Traversay (F)
o.T., 1997
Montagen aus Holz und Eisen
je H 300 cm, B 1100 cm, T 40 cm
(Abb. Detail)

Die beiden Passagen an den Kopfseiten der Vorburgen der Moyländer Schloßanlage gehen zurück auf die Umbauten des 17. Jahrhunderts. Symmetrisch flankieren diese zweischiffigen Trakte das quadratische Rondell vor der eigentlichen Schloßbrücke. Die Lage des Schlosses inmitten der großen Wasserfläche des Teiches macht die beiden Passagen zu den eigentlichen Zugängen des Schloßgartens, der früher links einen Hausgarten, rechts einen Ziergarten enthielt. Bei den Räumungsarbeiten und der Entschlammung der Wasserflächen kamen zahlreiche geschmiedete und gegossene Eisenteile zum Vorschein. Christiaan Paul Damsté erhielt den Auftrag, an den Plafonds der durch große Tore zum Garten und zum Rondell zu längsrechteckigen, befensterten Räumen hergerichteten Passagen diese Residuen vergangener und vergessener Funktionen auf künstlerische Weise zu montieren. Er entwarf zunächst für jede Seite ein lebhaft asymmetrisch gegliedertes Balkenrelief, das die Unebenheiten der Deckenzone überdeckt. Auf dem voluminösen Balkenwerk von rechteckigem Querschnitt ordnete er die Vielzahl der verschiedenartig geformten eisernen Fundstücke dergestalt an, daß der Besucher, wenn er den Park aufsuchen will, über sich ein lebhaft bewegtes Arsenal von Eisenteilen und Gerätschaftsfragmenten vorbeiziehen sieht, das früher einmal zur Betreibung der Schloßwirtschaft und der Stabilisierung der Interieurs der Schloßanlage gedient hat. Auf diese Weise ergibt sich ein kommentarloser Hinweis auf die vielen vergangenen, außen und innen nicht mehr ablesbaren Details von Zuständen, Veränderungen und historischen Phasen der über 650 Jahre alten Schloßanlage.

HvdG

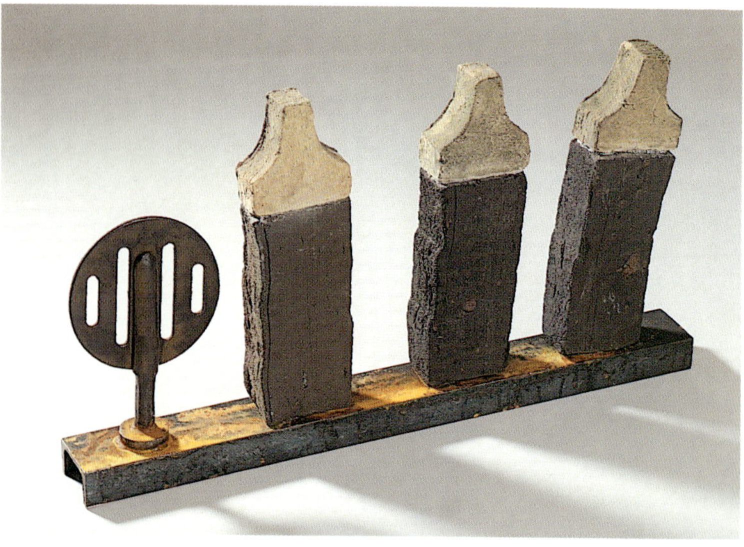

Joseph Jaekel (1907–1985)
Mädchen auf der Brücke, 1948
Kupfer, getrieben
H 135 cm, B 57,9 cm, T 35 cm

Diese Figur ist nicht nur eine sehr typische Skulptur Joseph Jaekels, entstanden nach den Kriegsjahren und stilistisch deutlich abgehoben von den Arbeiten des Frühwerks, sondern sie erhält einen Stellenwert durch den Umstand, daß sie auf der ersten großen Ausstellung der Gegenwartskunst, mit der die Stadt Köln im Sommer 1949 einen großen, aber sorgsam ausgewählten Querschnitt der deutschen Kunst im Staatenhaus der Kölner Messe präsentierte, gezeigt wurde. Besucher dieser Darbietung hatten Gelegenheit, Werke der noch lebenden Expressionisten zu sehen – teilweise aus den Orten der Emigration gesandt. Viele Zeugnisse der Künstler, die zwischen den Kriegen ihr Profil gefunden hatten, bildeten das Zentrum der Unternehmung, aber darüber hinaus traten auch die damals jungen Begabungen hervor, deren Œuvre in den Jahren des Dritten Reiches im verborgenen geblieben war. Jaekel erschien derzeit als einer der Jüngeren. Seine stehende Gewandfigur mit der Rückwärtsneigung von Büste, Armen und Kopf bezog eine ganz undogmatische Position des Figürlichen.
Zunächst erschien ihre Gestik lässig, ihre Physiognomie formelhaft. Aber bei näherem Zusehen wurde deutlich, daß der Charakter der Statue in der gleichmäßigen Durchbildung ihrer Oberfläche beschlossen war. Sie war weit entfernt von der substanzhaften Schwere des Metallgusses. Ihre Entstehung verdankte sie der Treibarbeit, die ein kräftiges Metallblech von strenger Zweidimensionalität in vielen Arbeitsgängen zur körperhaften Rundung umformt. Das hat in nahezu jedem Werkstück den Verzicht auf viele Details zur Folge, da diese die Epidermis des Werkstückes durchstoßen würden. Auch die Ausdrucksmöglichkeiten der Hände, Füße und Gesichter reduzieren sich notwendigerweise. Sie gewinnen allerdings eine spezifische Verfestigung und Typisierung, die von der individuellen Erscheinung abrückt. Jaekel hat dieses Spezifikum des Plastischen zum Kern seiner Lebensarbeit entwickelt, die in beinahe beispielloser Fruchtbarkeit Gestalt und Physiognomie verkörpert. *HvdG*

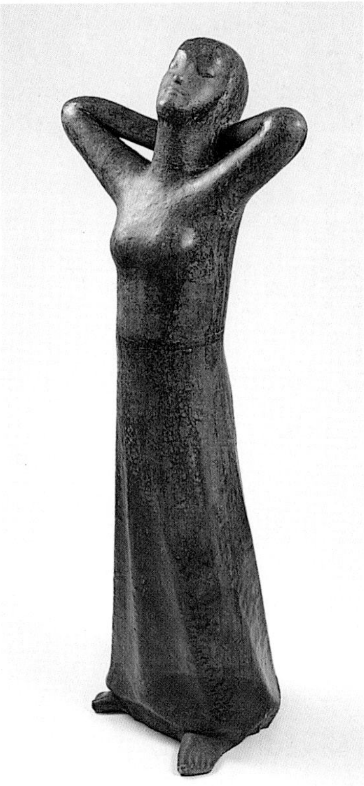

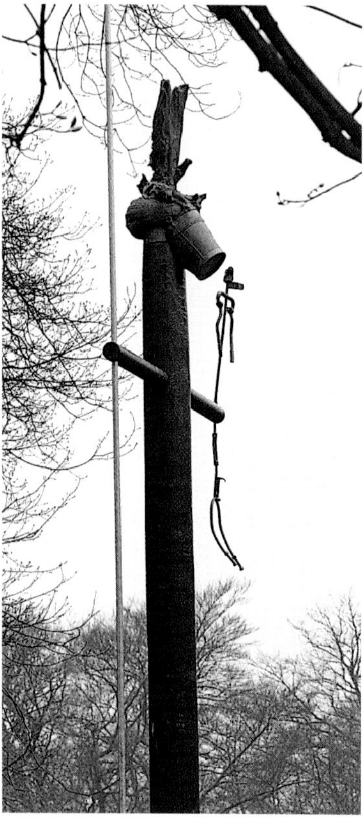

Holger Runge geb. 1925
lebt in Meerbusch-Osterath
Hirschmann mit Jagdtrophäe, 1990–96
Holz, Bronze, Stahl, Eisen
H 700 cm, B 168 cm, T 52 cm

Im Jahre 1949 verließ Holger Runge seine Geburtsstadt Weimar. Das an der heimatlichen Kunsthochschule begonnene Studium fand an der Düsseldorfer Akademie im Schülerkreis Otto Coesters eine stark prägende Fortsetzung. Daß er für Jahrzehnte dem manuellen Tiefdruck, der Radierkunst in allen Spielarten und anderen Druckverfahren verhaftet blieb, geht auf diese Lebensphase zurück. Die übrigen Ansätze zu den künstlerischen Arbeitsfeldern traten zunächst zurück. Sie wurden in der pädagogischen Praxis belebt, als Runge 1961 seine fünfzehnjährige Lehrtätigkeit am Düsseldorfer Seminar für Werkerziehung antrat. Aus Aufgabenstellungen an die Studierenden wuchs ihm ein Formenarsenal und ein Themenvorrat zu, der sich in den beiden letzten Jahrzehnten zu einem großen Œuvre manuell verfertigter Materialbilder umsetzen ließ. Waren sie zunächst kleinformatig, jedenfalls mit Abmessungen versehen, die eine Aufstellung im Innenraum vorschreiben, so gab eine 1990 gebotene Anregung, während der Sommersaison im Gebäude des volkskundlich orientierten Arnheimer Freilichtmuseums eine Anzahl großdimensionierter Skulpturen im Freien zu zeigen, den Weg frei zu weiterführenden Projekten. Eines davon ist die dort erstmals in improvisierter Kombination gezeigte Arbeit *Hirschmann mit Jagdtrophäe*, die nun, in dauerhafte Materialien übertragen, im Moyländer Garten jenseits der Terrasse des Cafés einen definitiven Standort gefunden hat. Denkmäler von Hirschen haben in der Vorstellung von Joseph Beuys einen bedeutenden Stellenwert gehabt. Begreiflich daher, daß einer der Freunde seiner frühen Jahre ihm diese Hommage zuwendet. Die mächtigen Stämme des alten Baumbestandes hinterfangen das Objekt, das sich nur dem konzentrierten Blick allmählich erschließt. Enthalten Runges Materialbilder durchweg Elemente der Improvisation und der spielerischen Kombinatorik, so rückt sich hier das ins Definitive übersetzte Werk in den Bereich des großen Zeichens.

HvdG

Kubach-Wilmsen
Anna-Maria Kubach-Wilmsen, geb. 1937
Wolfgang Kubach, geb. 1936
leben in Bad Münster am Stein
Römisches Travertinbuch, 1991
Travertin
H 165 cm, B 310 cm, T 90 cm

Das bildhauerische Werk von Anna-Maria und Wolfgang Kubach-Wilmsen ist durch Reduzierung der plastischen Form auf einen in sich ruhenden Kern ebenso sehr bestimmt wie durch eine lebendige, aus der Arbeitsspur sich ergebende Stofflichkeit. Strenge und Virtuosität ergänzen einander. Konsequent hat das Künstlerpaar auch das Buch als ein Beispiel der Einheit von Konzentration und Differenzierung, Krafthaltigkeit und Sensibilität, Speicherung und Mitteilung für sich erkannt und erkundet, und die Ergebnisse dieser Befaßtheit haben ihm internationales Ansehen erbracht.
Das *Römische Travertinbuch*, eine der größten Ausformungen dieses Themas, ist, anläßlich eines Stipendiums in Rom, nach dem Fund des verwendeten Travertin-Blocks im Steinbruch zu Tivoli und im Garten der Villa Massimo geschaffen worden. Zuschlag und Schliff sind die Arbeit der Hände. Breit hingelagert faßt es zwischen Rücken und Deckel den lebendigen Fluß der Blätter; die Seiten scheint das Alter verformt zu haben, ihre Ränder legen sich wie strömend übereinander, wie aufgefasert schmiegen sie sich, es sind innere Gewichtungen, die ihren Fluß bestimmen, man meint, sie müßten der Berührung nachgeben. Gebogen und gebuckelt ist aber auch die obere Einbanddecke.
Seitlich gibt die Oberfläche den Blick in Kavernen frei. Der Inhalt kompakt und wohl zugleich, in sich ruhend und lebendig. Bevor es nach Moyland kam, lag das *Römische Travertinbuch* im Vorhof von Santo Stefano Rotondo, einer der ehrwürdigsten Kirchen im noch alten, sich eben erst christlich erneuernden Rom. *FJvdG*

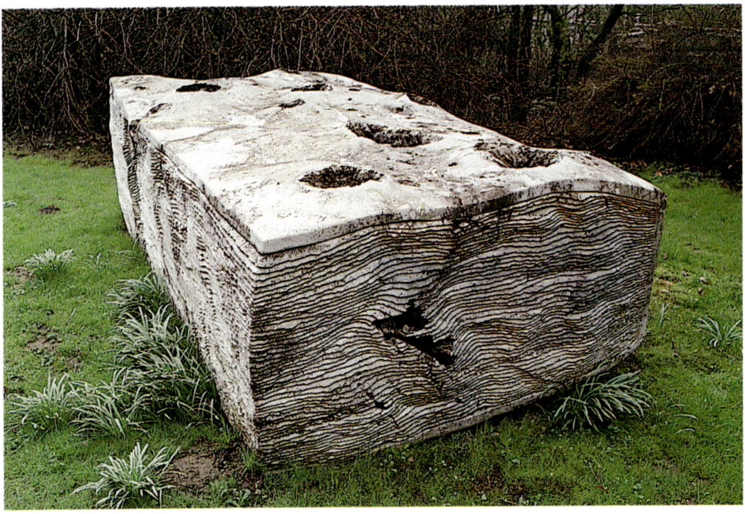

Carl Moritz Schreiner

(1889–1948)

Zwei böse Katzen, 1920–30

Gips getönt; Bronzeguß 1997
H 35 cm, B 35 cm, T 26 cm (links)
H 32 cm, B 47 cm, T 30 cm (rechts)

Katzen haben den Ruhm von Carl Moritz Schreiner so sehr gefördert, daß er, als ein markanter Bildhauer der expressionistischen Szene im Rheinland, »Katzen-Schreiner« genannt wurde. Wie aber allem, was er machte, eine geballte Kraft innewohnt, so sind auch seine Katzen nicht zierlich, zart, rührend, sondern offenbaren die Wildheit ihrer ursprünglichen Herkunft. Die *Zwei bösen Katzen*, etwa gleichgewichtige Tiere, sind nicht zum Angriff geduckt, sondern beide hocken auf ihrem Hinterteil. Die eine zieht aus dieser sitzenden Haltung den Körper derart vorwärts, daß er aus flachem Ansatz sich hoch aufwölbt über die Schulter hin. Die weit zurückgestellten Vorderbeine biegen sich über die Pfoten nach oben hin vor, so daß die breite Brust den Schub des Körpers fortsetzt. Überragt von den Schulterblättern biegt sich der Hals ohne Hebung, der Kopf ist seitwärts gedreht. Weit offen blicken die Augen der Bedrohung entgegen, das Maul ist breit gezogen, die Ohren alarmierend flach angelegt. Angst vielleicht, vielleicht ein wenig Schwäche. Die Haltung der anderen Katze ist ein wenig steiler, aber was bei der einen ein fließend-schwellendes Volumen ist, ist bei ihr durch Kerben und Knickungen mehr linear bestimmt, es scheint sie aus der Ruhestellung schräg herauszureißen, der Rücken erscheint zusammengedrückt. Noch der Nacken hebt sich, bevor er abknickend sich senkt und den Kopf, an die Schulter gebogen, abwärts hält. Sie blickt nicht ins Weite, sondern vor sich hin. Ihre Augen sind nahezu geschlossen, das Gesicht ist gekerbt wie von Erschöpfung und Sorge. Folgt man dem Blick, so wird man auf die rechte Hinterpfote verwiesen, die mit der Gespanntheit einer Faust vorgestreckt ist. Etwas kubischer als der andere, ist der Körper prall wie jener; nicht Fell, sondern eine feste Haut scheint die beiden Tiere einzuhüllen. Nichts verschleiert ihre Kraft, nichts verhehlt ihr Gewicht. *FJvdG*

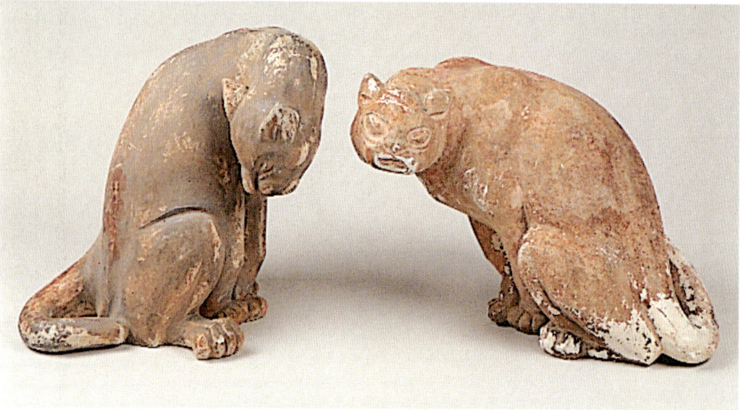

Peter van de Locht geb. 1946
lebt in Escharen b. Grave (NL)
Arcangelo, 1984
Merantiholz, weiß bemalt
H 293 cm, B 105 cm, T 34 cm

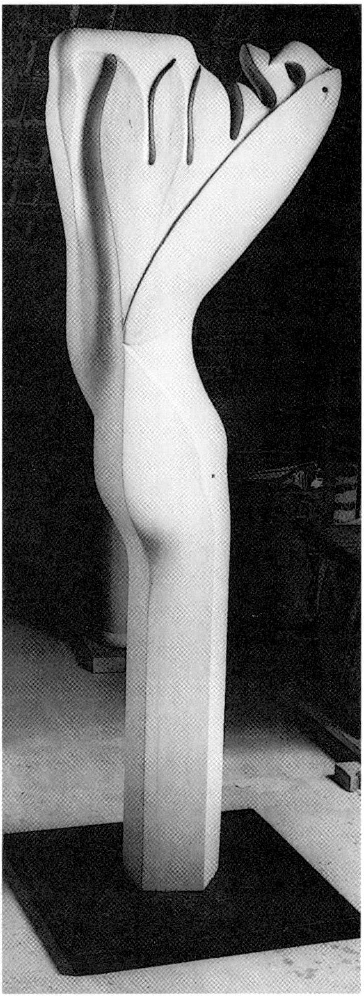

Die Skulpturen Peter van de Lochts haben vielfach einen idolhaften Charakter. Große Zeichen, die wie religiöse Inhaltsträger emporragen, immer mit dem Anspruch der Monumentalität. Der *Erzengel* von 1984, dem ein 77 cm hohes Modell aus Lindenholz voranging, gehört zu den stark ins Organische tendierenden Werken, die sich in seinem Œuvre mit solchen abwechseln, in denen eher Symmetrie und Strenge vorherrschen.
Die Formensprache van de Lochts schließt sich einerseits an moderne europäische Traditionen an, vermischt sich aber mit orientalischen und prähistorischen Elementen.
Der im rechtsrheinischen, nahe Rees gelegenen Millingen geborene Künstler studierte unter anderem bei Hans Wimmer an den Werkkunstschulen in Krefeld, beschäftigte sich aber auch mit elektronischer Musik. Seit 1977 ist er in den Niederlanden als Dozent für räumliches und plastisches Gestalten tätig, zunächst an der Akademie in Arnheim, seit 1985 an der Hochschule der Künste in Utrecht.
In Moyland ist er außer mit dieser monumentalen Holzfigur auch mit einigen Steinskulpturen im Schloßpark vertreten. *RM*

Hans Karl Burgeff geb. 1928
lebt in Köln und Weibern (Eifel)
Hirschpaar, 1996/97
Bronze
H 120 cm, B 135 cm, T 38 cm (m.)
H 133 cm, B 120 cm, T 38 cm (w.)

Am Eingang des Schloßgeländes begegnet dem Besucher ein Hirschpaar, das der Kölner Bildhauer Hans Karl Burgeff eigens für das Museum Schloß Moyland geschaffen hat. Sie treten an die Stelle der zwei lagernden Hirsche, die bis zur Zerstörung des Schlosses im Zweiten Weltkrieg den Eingang schmückten. Diese Hirsche hatten symbolische Bedeutung und somit die Aufgabe, den majestätischen Charakter des Schlosses zu unterstreichen. Kulturgeschichtlich verkörpert der Hirsch Stolz, Stärke und Macht. Mit ihrem Anspruch auf Überlegenheit zierten monumentale Hirsche die Eingangsbereiche als Zeichen des Übertritts in ein fremdes Revier.
Unter Vorgabe von Standort und Motiv spielt Burgeff mit traditionellen Vorstellungen, seine Endfassung bedient aber keine Klischees noch überfrachtet eine tiefere Bedeutung den ersten Eindruck. Burgeff versteht seine Hirsche als mythische Wesen, was er durch die anaturalistische Gestaltung verdeutlicht und durch den Sockel unterstreicht. *EW*

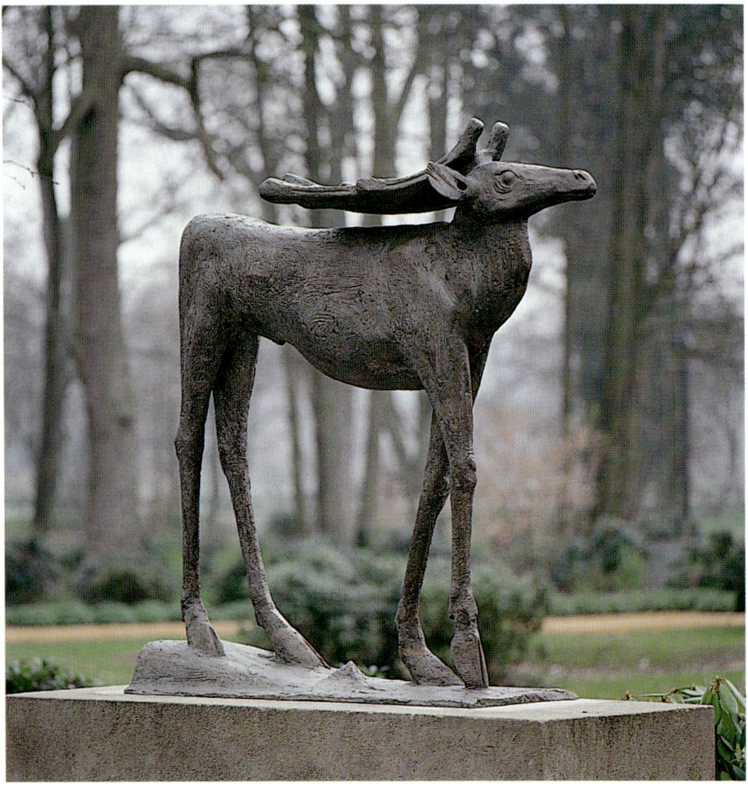

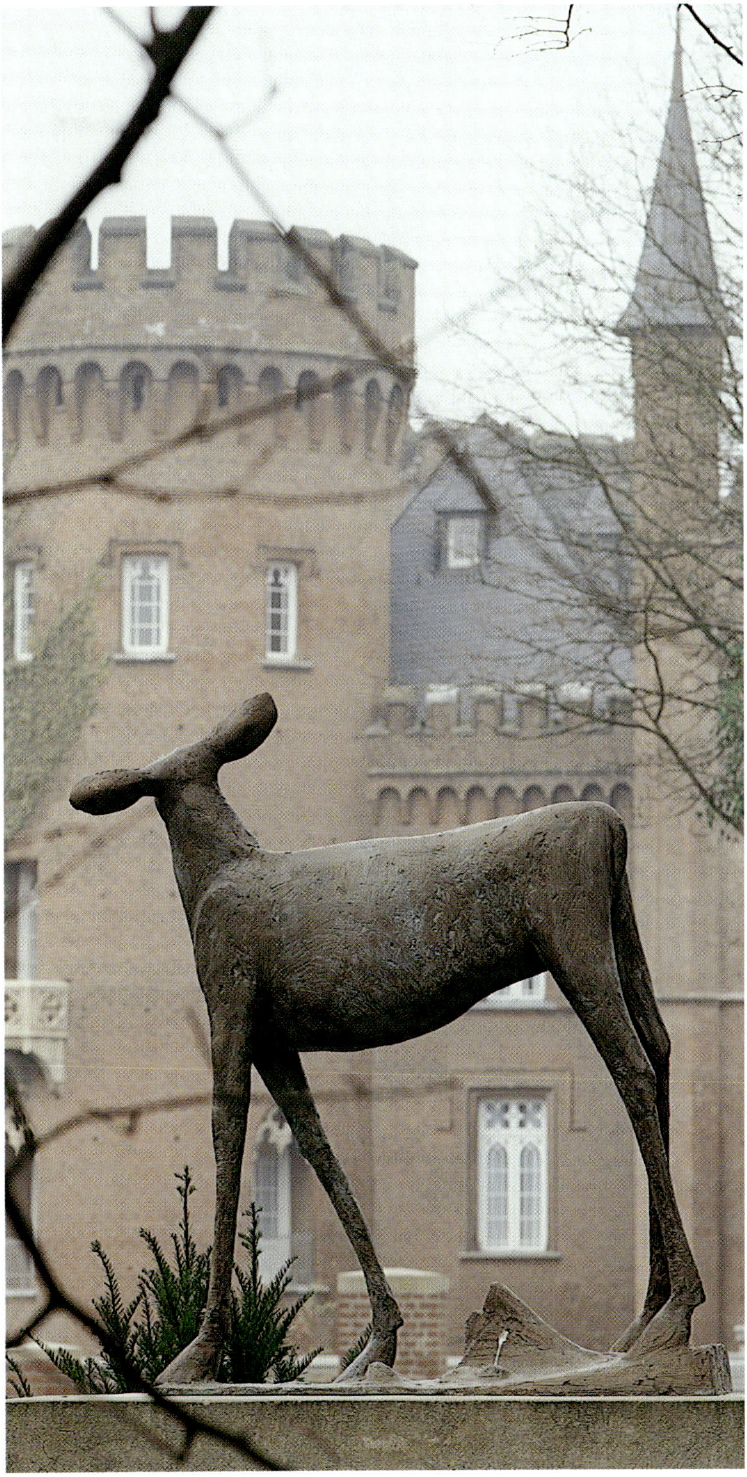

Abbildung Seite 60–61, Werke von Joseph Beuys:

Mittelwand, obere Reihe (von links nach rechts): 1, Mangkol, 1960; 2, o.T., 1964; 3, o.T. 1960; 4, o.T. (PAN xxx ttt), 1965; 5, Madonna, 1961; 6, o.T., 1960
mittlere Reihe: 1, Milchflasche, 1960; 2, Batterie, 1963; 3, Zeitung mit Kreuz, 1962; 4, NAFUD, 1962; 5, Zwei schweizer Objekte, 1963; 6, Tierplastik, 1956–60; 7, o.T., 1960–63; 8, Batterie, 1963; 9, o.T., 1964
untere Reihe: 1, o.T., 1964; 2 (oben), Wellensymphonie, 1963; 2 (unten), o.T., 1962–63; 3 (oben), o.T., 1961; 3 (unten), o.T., 1959; 4, Urschlitten, Schlittenstuhl, Leber und Gyroscop, 1962; 5 (oben), Lesbos, 1961; 6 (oben), o.T. (Mahnbild), o.J. (1962); 5 (unten) Sender, 1962; 6 (unten), FORMULA, 1963; 7, o.T., 1964
Rechte Wand, obere Reihe: 1, Der über O.C. gebrochene Stab, 1962; 2, Söhne des Dschingis, 1959
mittlere Reihe: 1, o.T., 1965; 2, o.T. (Dosen mit Lappen), 1961/62; 3 (oben), o.T., 1964; 4 (unten), Fluxus-Getränk, 1962
untere Reihe: 1, Frau mit Fischorgan, 1966; 2 (oben), o.T., 1963; 2 (unten), o.T., 1965; 3 (oben), Cocktail, 1963; 4 (Mitte) Cocktail, 1962–63; 5 (unten), o.T. (Fluxus-Getränk II), 1962
im Durchblick: o.T. (Verlassener Druidentempel) o.J. (1962)

Künstlerregister

Stiftung Museum Schloß Moyland
Sammlung van der Grinten
Joseph Beuys Archiv des Landes
Nordrhein-Westfalen

Am Schloß 4
47551 Bedburg-Hau
Postanschrift:
Postfach 1259
47548 Bedburg-Hau
Tel. 02824 / 95 10 - 0
Fax 02824 / 95 10 99

Geöffnet:
Sommer (1. April bis 31. Oktober):
Mo bis Do, Sa, So 10 bis 18 Uhr
Fr 10 bis 21 Uhr
Winter (1. November bis 31. März):
Di bis So 10 bis 17 Uhr
Mo Ruhetag

Besucherinformationen:
Tel. 02824 / 95 10 66

Anmeldungen und Auskünfte über Führungen:
Tel. 02824 / 95 10 57
Mo bis Do 13 bis 15 Uhr
Anmeldungen auch schriftlich

Café:
Während der Öffnungszeiten des Museums

Öffentliche Verkehrsmittel:
Buslinie 44 aus Richtung Kleve (Bhf.) oder Xanten (Bhf.) über Kalkar (Markt)

Förderverein ›Museum Schloß Moyland e. V.‹:
Unterstützt wird die Arbeit der Stiftung durch den Förderverein ›Museum Schloß Moyland e. V.‹, der mit seinen derzeit über 700 Mitgliedern nicht nur Kunstankäufe und Publikationen fördert, sondern auch einen Teil der laufenden Betriebskosten des Museums trägt. Über die vielen Vorteile einer Mitgliedschaft informiert Sie der:
Förderverein ›Museum Schloß Moyland e. V.‹
Postfach 1157
47547 Bedburg-Hau
Tel. 02824/ 95 10 27

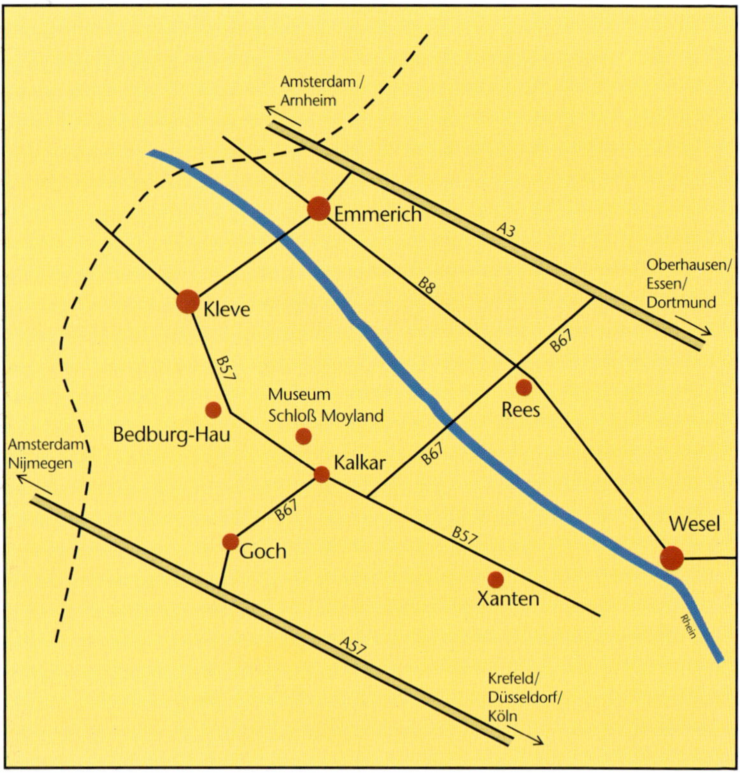